MANUAL DE BIOSEGURIDAD

Y BIOPROTECCIÓN

En ámbitos

UNIVERSITARIOS

Y HOSPITALARIOS

2016

Instituto Universitario de

Ciencias de la Salud

FUNDACIÓN H. A. BARCELÓ

Compiló: Bq. Luis Simes

Con aportes de

Bq. Telma Brich, Lic. Noelia Galarza, Bq. Alfredo Alegre ,

Dr. Nahuel Romero, Dra. Norma I. Guezikaraian;

Lic. Natalia Vázquez; Lic. Elida Oharriz

Ex. Sub Of. Luis Eduardo SANTOS
*

Revisión General : Dr. Gerardo Laube

Junio 2016

AUTORIDADES

Rector: Prof. Dr. Héctor Alejandro Barceló

Vicerrector: Lic. Axel Barceló

Secretario General: Dr. Guillermo Lojo

Decano: Prof. Dr. Félix P. Etchegoyen

Secretario Académico: Prof. Dr. Ricardo Znaidak

Secretario de Relaciones Académico- Institucionales: Prof. Dr. Roberto Baistrocchi

Secretario de Asuntos Universitarios: Prof. Dr. Marcelo Macías

INDICE

BIOSEGURIDAD

BIOSEGURIDAD

La BIOSEGURIDAD comprende al conjunto de disposiciones establecidas conforme a principios internacionalmente reconocidos orientadas a la prevención de riesgos con el fin de proteger la salud y la seguridad del personal que actúa en los ámbitos sanitarios, humanos y animales, y a su entorno. Complementariamente incluye normas contra potenciales riesgos ocasionados por agentes físicos, químicos y mecánicos. Modernamente se incorporan también las acciones o medidas de seguridad requeridas para minimizar los riesgos derivados del manejo de un organismo modificado genéticamente (OMG), sus derivados o productos que los contengan, y la utilización de la tecnología del ADN recombinante (Métodos de ingeniería genética) y toda otra técnica molecular novedosa incorporada o a incorporarse.

INTRODUCCIÓN

Desde su origen etimológico, por "bio" del griego, vida, y seguridad, referida a la cualidad de libre de daño, la bioseguridad se basa en un conjunto de medidas encaminadas a proteger a las personas que pueden estar expuestas a riesgos de tipo biológico, químico o mecánico, entre otros, inherentes a su propio quehacer. Si bien su instrumentación se acentuó desde mediados del siglo XX, su importancia se vio incrementada a partir de la aparición del SIDA con la identificación del HIV a comienzos de la década de los 80 del mismo siglo. Dado el tremendo impacto socio-sanitario de la pandemia, se levantaron todas las barreras y alertas posibles en esa época. Los fracasos iniciales en la fabricación de la vacuna y en el diseño de las primeras drogas, reorientaron los esfuerzos enfatizando la prevención. Esta realidad situó a las normas de bioseguridad en un plano superlativo en todos los procesos biológico-sanitarios y en los de contacto de humanos entre sí y de estos con animales. Además, la promulgación de ley de sangre estableció normas estrictas y conjuntamente con los programas de acción emanados de la OMS, OPS y Ministerio de Salud de la Nación impusieron los nuevos protocolos estrictos en bioseguridad. Concomitantemente, los hechos terroristas del 9/11 en 2001, condujeron al establecimiento de estrictas normas preventivas de bioseguridad, ante la amenaza una posible agresión bacteriológica. En ese entonces, el temor global por un potencial atentado por Ántrax (a través de la utilización del Bacillus anthracis), acentuaron la implementación de rígidas medidas de bioseguridad. Otras alertas se dispararon con la inesperada intrusión de enfermedades infecciosas consideradas como erradicadas, controladas o aisladas, identificadas en conjunto como enfermedades reemergentes (dengue, viruela, lepra, tifus, cólera, fiebre amarilla, entre otras). Compartiendo el escenario mundial se identificaron nuevas enfermedades, identificadas como emergentes (SARS, Ébola, encefalopatía espongiforme, H1N1, H5N1, gripe aviar), que en razón de su sorpresiva aparición originaron pánico en ciertas regiones. Por ello, la primera reacción hasta la obtención de vacunas o tratamientos específicos, se conforma sobre la estructuración de cada vez más estrictas medidas de bioseguridad, conforme los niveles de bioseguridad requeridos por la complejidad biológica de cada agente causal. El concepto de bioseguridad comprende además la protección contra otros elementos que no son estrictamente de origen biológico, pero que pueden estar relacionados con las actividades derivadas de su manipulación, de su medio ambiente, y de su producción, transporte y almacenamiento.

El trabajo en el orden biológico implica no sólo la manipulación de organismos y agentes biológicos vivos, sino también la interacción con sustancias agresivas, corrosivas, tóxicas, cancerígenas u oxidantes, entre otras. Además, se vinculan con estas actividades las intervenciones de agentes mecánicos y físicos, como radiaciones ionizantes (rayos x, ultravioleta, microondas, radiactivas, etc.), rayos láser, ondas acústicas intensas, temperaturas y presiones extremas o de episodios ígneos entre otras. De manera más amplia, la Ley de Nacional N° 19587de Seguridad e Higiene en el Trabajo, en su Art. 4º, expresa que:

> "*La higiene y seguridad en el trabajo comprenderá las normas técnicas y medidas sanitarias, precautorias, de tutela o de cualquier otra índole que tengan por objeto:*

- *a) proteger la vida, preservar y mantener la integridad psicofísica de los trabajadores;*
- *b) prevenir, reducir, eliminar o aislar los riesgos de los distintos centros o puestos de trabajo;*
- *c) estimular y desarrollar una actitud positiva respecto de la prevención de los accidentes o enfermedades que puedan derivarse de la actividad laboral".*

PRINCIPIOS

Los principios de la bioseguridad se basan en una serie de elementos y procedimientos aceptados y avalados que son de aplicación universal, y que abarcan al menos:

- Universalidad

- Continuidad

- Utilización de barreras adecuadas

- Corrección en el manejo y disposición del material contaminado

- Promoción de las buenas prácticas

- Infraestructura adecuada

- Capacitación

- Concientización

- Alcances Normalizados

- Elaboración de planes de adecuación y mejora

CONTEXTUALIZACIÓN

En razón de la Misión, Fines y Objetivos del Instituto Universitario de Ciencias de la Salud, Fundación H. A. Barceló, la formación de profesionales en el amplio campo de la salud, implica la inmersión de alumnos, docentes y co-docentes de la institución en espacios sanitarios, laboratorios, bioterios, servicios de salud, y todo otro ámbito de práctica necesario, en los cuales puede coexistir un riesgo derivado de las características propias de esos ambientes, implica una alto compromiso sanitario que debe ser contrapuesto con la adopción, reglamentación y cumplimiento de cuidadosas medidas de prevención y seguridad.

El objetivo de este manual es recopilar las normas e indicaciones formales recomendables para minimizar el referido riesgo de exposición y el posible sufrimiento de los actores ante noxas eventuales, mediante la prevención y el respeto por los procedimientos recomendados por instituciones guía como la OMS, la OPS y el Ministerio de Salud de la Nación, y para su observancia por parte de toda la comunidad educativa del IUCS.

Desde el punto de vista ético y jurídico la bioseguridad se ha erigido en un tema de responsabilidad pública y constituye un derecho de todos los que potencialmente se hallen expuestos a este tipo de riesgo. Tanto los estudiantes como los docentes y no docentes pueden en mayor o menor medida estar expuestos a bioriesgo. Los profesionales, ya desde su etapa de formación, se ven inmersos en ambientes de aprendizaje y práctica en servicios sanitarios donde la posibilidad de infección es concreta. Además, la exposición y la manipulación de materiales cadavéricos formolizados, materiales de biopsia, muestras biológicas como sangre, líquidos de punción, exudados, reactivos y sustancias tóxicas, o agresivas y animales de experimentación, se incluyen en un amplio muestrario de productos biológicos, provenientes de los pacientes, bioterios, laboratorios y cadáveres. Las sustancias químicas de diferente naturaleza como ácidos, productos cáusticos y oxidantes, volátiles (éter, cloroformo) o altamente tóxicos (fenol) y/o potenciales cancerígenos (Bromuro de etidio, acrilamida) ofrecen otro frente de riesgo, conjuntamente con especies físicas como las radiaciones, el calor, el fuego y el frío. Si bien de lo expuesto se evidencia la existencia de factores de riesgo relacional, el trabajar bajo las normas de bioseguridad, de los buenos hábitos y prácticas y del respeto por las recomendaciones de las instituciones rectoras, minimiza el riesgo hasta valores casi nulos si se logra cumplir con las especificaciones estipuladas y consensuadas en los paneles de bioseguridad universalmente reconocidos.

Los estudiantes de nuestra facultad son inducidos desde la cursada de sus primeras materias y desde el trabajo en talleres de concientización específicos, a adoptar en su rutina de estudios, normas de "Seguridad Biológica", con el objeto de minimizar los riesgos que puedan correr en su proceso de formación.

Por ello, el cumplimiento de las pautas y recomendaciones del presente manual conlleva ese objetivo, para el respeto de las precauciones universales y de las buenas prácticas y adoptando barreras de contención de uso cotidiano, como instrumento de resguardo y prevención de riesgos.

OBJETO

El objeto de la bioseguridad es minimizar el riesgo potencial de exposición a factores biológicos agresivos con el fin de evitar la producción de episodios   accidentales en los ambientes sanitarios, laboratorios, bioterios y todo otro ámbito de práctica. Este manual contiene las especificaciones de bioseguridad universalmente aceptadas, recomendables en cuanto a la atención de la salud humana, con fines de prevención, diagnóstico, tratamiento, rehabilitación, estudio, docencia, investigación, observando la eticidad de los procedimientos y el manejo de animales, para el resguardo de todos los miembros de la Comunidad Educativa del IUCS.

ANTECEDENTES NORMATIVOS

Como se planteara en la introducción de este Manual, la irrupción de grandes problemáticas sanitarias en la sociedad actual, generó una reacción por parte de los gobiernos, y órganos de aplicación y gestión, que tendieron a normativizar y aplicar programas de protección socio-sanitaria, mediante el dictado de leyes normas y reglamentos que se atienen a las líneas estratégicamente definidas por los organismos regentes, conforme las conductas propuestas, consensuadas por los expertos y establecidas por los organismos competentes.

Existen numerosas leyes que establecen y caracterizan diversas actividades relacionadas con la bioseguridad de las personas enfrentadas a situaciones de riesgo sanitario y laboral, y de prevenciones relacionadas con la protección del ambiente.

En relación a nuestro país, la Ley Nacional N° 23.798 o Ley de SIDA, que establece mandatos sobre bioseguridad, en su art. 12 expresa que *"... la autoridad nacional de aplicación establecerá las normas de bioseguridad a las que estará sujeto el uso del material calificado o no como descartable. El incumplimiento de dichas normas constituirá una falta gravísima y la responsabilidad recaerá sobre el personal que las manipule, los propietarios y los funcionarios de los establecimientos."* donde se llevaren a cabo. En su art. 14 establece que los infractores a las normas de profilaxis de ésta ley serán pasibles de sumarios administrativos, multas graduables, inhabilitación profesional de 30 días a 5 años, clausura parcial, total, temporaria o definitiva del consultorio, clínica, instituto, sanatorio, laboratorio, o establecimiento donde actuaren las personas infractoras.

Las sanciones podrán aplicarse independiente o conjuntamente en función de las circunstancias. En caso de reincidencia, se podrá incrementar hasta el decuplo la sanción aplicada. En cada provincia los procedimientos se ajustarán a lo resuelto por las autoridades jurisdiccionales. De acuerdo con el Decreto 1244/90, que reglamenta la norma, la autoridad competente es el Ministerio de Salud y Acción Social que habilitará un registro nacional de infractores.

Los profesionales que asistan a personas incluidas en los grupos de riesgo están obligados a prescribir los exámenes adecuados para la detección directa o indirecta de la infección.

En otro orden, la Ley 24.051, que regula la gestión de los Residuos Peligrosos; en su art. 2 expresa que: "*será considerado peligroso todo residuo que pueda causar daño, directa o indirectamente, a los seres vivos o contaminar el suelo, el agua, la atmósfera o el ambiente en general.*" Define como generador a toda persona física o jurídica que como resultado de sus actos o de cualquier proceso, operación o actividad, produzca residuos calificados como peligrosos en los términos de la citada normativa. Por otra parte, la ya mencionada Ley 19.587, sobre Higiene y Seguridad en el Trabajo, establece que las condiciones laborales se ajustarán, en todo el territorio de la República, a las normas y las reglamentaciones que en su consecuencia se dicten dentro de su marco. Sus disposiciones se aplicarán a todos los establecimientos y explotaciones, persigan o no fines de lucro, cualesquiera sean la naturaleza económica de las actividades, el medio donde ellas se ejecuten, el carácter de los centros y puestos de trabajo y la índole de las maquinarias, elementos, dispositivos. En su art 4, dice que *"...la higiene y seguridad en el trabajo comprenderá las normas técnicas y medidas sanitarias, precautorias, de tutela o de cualquier otra índole que tengan por objeto: proteger la vida, preservar y mantener la integridad psicofísica de los trabajadores, prevenir, reducir, eliminar o aislar los riesgos de los distintos centros o puestos de trabajo; estimular y desarrollar una actitud positiva respecto de la prevención de los accidentes o enfermedades que puedan derivarse de la actividad laboral, procedimientos que se utilicen o adopten. Las reglamentaciones de las condiciones de seguridad en el trabajo deberán considerar primordialmente las instalaciones, artefactos y accesorios; útiles y herramientas:(ubicación y conservación), protección de máquinas, instalaciones y artefactos, instalaciones eléctricas, equipos de protección individual de los trabajadores, prevención de accidentes del trabajo y enfermedades del trabajo, identificación y rotulado de sustancias nocivas y señalamiento de lugares peligrosos y singularmente peligrosos, prevención y protección contra incendios y cualquier clase de siniestros...".* Sin perjuicio de lo que determinen especialmente los reglamentos, el trabajador estará obligado a cumplir con las normas de higiene y seguridad y con las recomendaciones que se le formulen referentes a las obligaciones de uso, conservación y cuidado del equipo de protección personal y de los propios de las maquinarias, operaciones y procesos de trabajo; someterse a los exámenes médicos preventivos o periódicos y cumplir con las prescripciones e indicaciones que a tal efecto se le formulen; cuidar los avisos y carteles que indiquen medidas de higiene y seguridad y observar sus prescripciones, colaborar en la organización de programas de formación y educación en materia de higiene y seguridad y asistir a los cursos que se dictaren durante las horas de labor.

MEDIDAS PROTECTORAS PARA EL PERSONAL DE SALUD

Durante el trabajo es esencial tener en cuenta los siguientes principios básicos de Bioseguridad.
Universalidad: Asumir que toda persona está infectada y que sus fluidos y todos los objetos que se utilizaron en su atención son potencialmente infectantes, ya es imposible saber a simple vista si alguien tiene o no alguna enfermedad.
Uso de barreras protectoras: Un medio eficaz para evitar o disminuir el riesgo de contacto con fluidos o materiales potencialmente infectantes, es colocar una barrera física, mecánica o química entre personas o entre personas y objetos.

Iconografía y Pictogramas de Aplicación en Bioseguridad

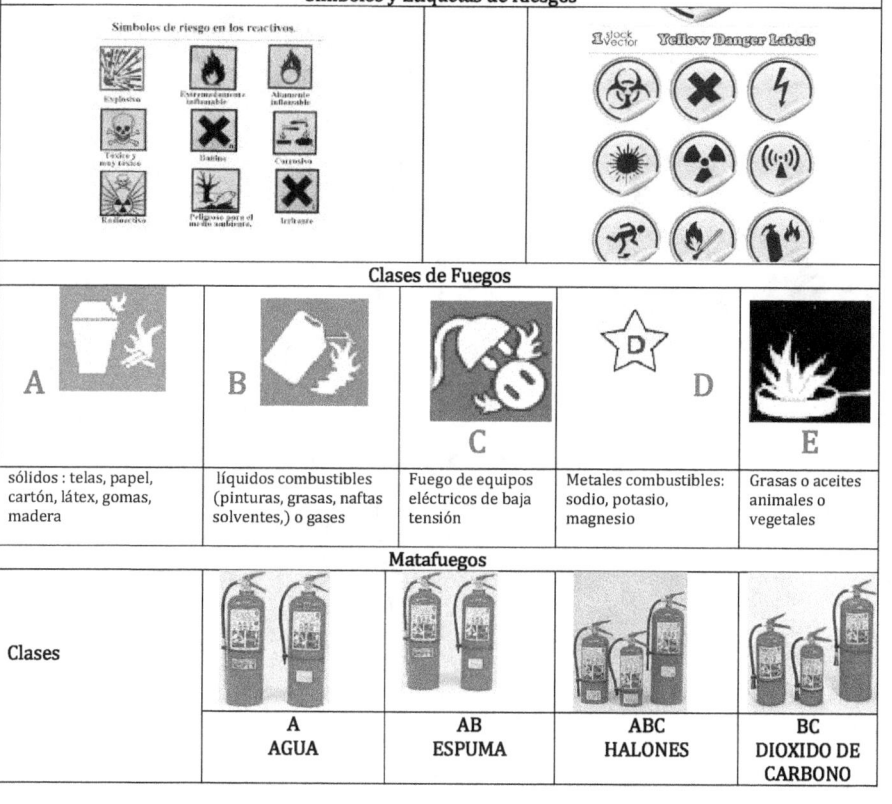

Símbolos y Etiquetas de Riesgos				

Clases de Fuegos				
A	B	C	D	E
sólidos : telas, papel, cartón, látex, gomas, madera	líquidos combustibles (pinturas, grasas, naftas solventes,) o gases	Fuego de equipos eléctricos de baja tensión	Metales combustibles: sodio, potasio, magnesio	Grasas o aceites animales o vegetales

Matafuegos				
Clases				
	A AGUA	AB ESPUMA	ABC HALONES	BC DIOXIDO DE CARBONO

NIVELES DE BIOSEGURIDAD

Las medidas de Bioseguridad se deberán aplicar en cualquier actividad que involucre material biológico, tanto en aulas, bioterios, laboratorios, centros de salud, vacunatorios, hospitales, salas de anatomía, histología, patología, osarios, piletones cadavéricos, etc. En función de cada nivel de riesgo, se encuadrarán en los siguientes niveles reconocidos. (Anexo 2- Pág. 69)

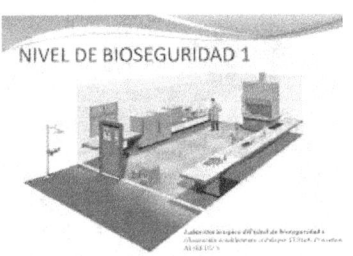

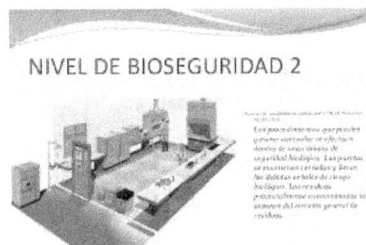

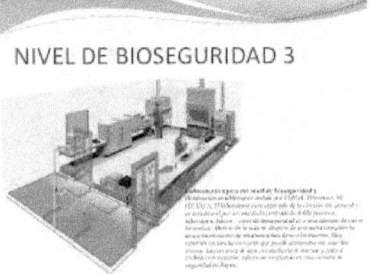

El nivel de bioseguridad 4 no resulta de aplicación en el ámbito de las actividades prácticas del IUCS.

GLOSARIO

Antimicrobiano: Agente capaz de inhibir y suprimir el crecimiento, y proliferación de microorganismos, causando frecuentemente su muerte.

Antiséptico: Sustancia química que inhibe el crecimiento de los microorganismos, aunque no necesariamente los mata, siendo lo suficientemente inocua como para poder aplicarlo sobre piel o mucosas.

Atención médica: Conjunto de servicios que se proporcionan con el fin de proteger, promover y restaurar la salud humana y animal.

Biocida: Término general para cualquier agente que extermine organismos vivos.

Bioseguridad: Conjunto de métodos tendientes a minimizar el riesgo asociado a la manipulación de microorganismos, mediante la protección de operadores, personas del entorno, animales y medio ambiente.

Bolsa Roja: Es aquel recipiente plástico en el que se dispondrán todos los deshechos potencialmente patogénicos. Estos son restos provenientes de aislamiento, de cultivos, de agentes infecciosos, de sangre humana (o de elementos que la contengan), fluidos biológicos, amputaciones, piezas posquirúrgicas, restos cadavéricos humanos y animales, residuos orgánicos, material de cirugía y autopsias e instrumental cortopunzante, pipetas, jeringas y agujas usadas e instrumental y material quirúrgico.

Cepa: Cultivo puro de microorganismos procedente de un aislamiento.

Contaminación: Es la presencia de microorganismo en la superficie del cuerpo sin invasión o reacción tisular o en la superficie de objetos inanimados. Perdida de la calidad o pureza por contacto o mezcla. Acción de volver algo dañino o inapropiado debido a la presencia de agentes externos.

Contaminante: Se habla de materiales de naturaleza extraña al medio donde se encuentran, que penetran en el aire, en alimentos, en fármacos, en componentes químicos y en el ambiente en general que pueden ser nocivos al organismo humano

Contingencia: Comprende todo aquel episodio involuntario, inesperado y/o sorpresivo que sorprende al operador por su atipicidad en el proceso. Involucra el desarrollo de riesgo. Puede ser un derrame de residuos patogénicos, una explosión, alteración de una práctica.

Descontaminación: Cualquier proceso capaz de eliminar o neutralizar la acción de microorganismos nocivos, la acción de sustancias químicas o radiactivas peligrosas. Es un procedimiento previo a la limpieza del instrumental que ofrece un mayor margen de seguridad al personal.

Desinfección: Destrucción de los microorganismos patógenos en todos los ambientes, materias o partes en que pueden ser nocivos, por los distintos medios mecánicos, físicos o químicos contrarios a su biología o desarrollo, con el fin de reducir el riesgo de transmisión de enfermedades. Alcanzan una efectividad del 100%, aunque ese valor suele ser inferior ante la presencia de esporas. Se lleva a cabo mediante la acción de agentes desinfectantes.

Diferencia de potencial: Es la diferencia de nivel eléctrico entre dos puntos de un circuito (unidad Volt).

Electricidad: Es la corriente de electrones que circula por un conductor a raíz de la diferencia de potencial entre los extremos del circuito.

Establecimiento de atención médica: Lugar público o privado, fijo o móvil cualquiera que sea su denominación, que preste servicios de atención médica, ya sea ambulatorio o para internación de seres humanos y animales.

Esterilización: Procedimiento que ocasiona la muerte de microorganismos incluyendo sus formas resistentes (Esporas). Los métodos se basan en calor seco, calor húmedo a presión elevada, Óxido de Etileno gaseoso y Rayos gamma y UV.

Esporicida: Es todo agente capaz de eliminar esporas.

Flora Normal: conjunto de agentes biológicos presentes de manera permanente en el humano o animal.

Flora residente: Es la que permanece en el individuo y si se intenta eliminar, resulta restituida en poco tiempo.

Fómites: Objeto o sustancia inanimada capaz de transportar patógenos potenciales.

Fuego: Resultante de una reacción de óxido reducción exergónica (generadora de luz y calor), en la que se combinan materiales combustibles (agentes reductores) con el oxígeno del aire (comburente), a una temperatura determinada (punto de ignición).

Fuego, Clases: Clase "A": Son los fuegos que involucran a los materiales orgánicos sólidos, formadores de brasas. (madera, papel, cartón, pajas, ramas, carbones, textiles).

Clase "B": Son los fuegos que involucran a líquidos inflamables y sólidos licuables (fácilmente fundibles): hidrocarburos, alcoholes, parafina, cera, naftas, solventes.

Se ha normalizado como simbología a utilizar un cuadrado de color rojo en cuyo interior se coloca la letra B.

Clase "C": Son los fuegos que involucran a los equipos eléctricos (electrodomésticos, los interruptores, cajas de fusibles y las herramientas eléctricas). Se lo simboliza con un círculo de fondo color azul en cuyo interior se coloca la letra C.

Clase "D": Son fuegos flagrantes, en metales alcalinos y alcalinos térreos, como así también polvos metálicos (magnesio, sodio, potasio, titanio, circonio, polvo de aluminio, zinc); combustionan violentamente y generalmente con llama muy intensa, emiten una fuerte radiación calórica y desarrollan muy altas temperaturas. Se simboliza con una estrella de cinco puntas de fondo color amarillo en cuyo interior se coloca la letra D.

Clase "K": grasas, aceites y freidoras, Se lo denomino Fuego K (por la inicial del vocablo inglés Kitchen, cocina). Arden a temperatura muy elevada. Se simbolizan con un hexágono

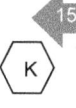

Fuego, triángulo: Son los tres vértices necesarios para producir fuego: a) Comburente (Oxígeno), b) Combustibles (sustancias capaces de arder) c) Temperatura suficiente (Punto de ignición), en adecuada proporción.

Fuego, tetraedro: Posee los tres lados del triángulo necesarios para producir el fuego, pero agrega un cuarto elemento: la reacción en cadena, capaz de difundir el incendio.

Germicida: Sustancia o procedimiento que actúa como desinfectante o antiséptico destruyendo microorganismos, especialmente patógenos en tejidos vivos u objetos inanimados. Existe una gran cantidad de sustancias con estas características. Su acción mejora con la temperatura, pero se debe equilibrar con la termolabilidad de cada sustancia para no provocar su degradación y consecuente pérdida de actividad. (Cloro libre, soluciones de Hipoclorito de sodio, hipoclorito de calcio, formaldehído, dicloro iso cianurato de sodio, cloramina, glutaraldehido, fenoles, alcoholes, compuestos de amonio cuaternario, yodo y yodóforos, peróxido de hidrógeno y perácidos, entre otros.

Incendio: Producción de fuego no controlado de grandes proporciones, que puede presentarse en forma habitual, gradual o instantánea, al que le siguen daños materiales que pueden interrumpir el proceso de producción, ocasionar lesiones o pérdidas de vidas humanas y deterioro ambiental. En la mayoría de los casos los errores humanos y sus efectos son siempre nocivos y hasta desastrosos.

Incendio, fases: a) Fase incipiente: Es el momento inicial de un incendio, donde la visibilidad es aceptable, quedando un 20% de oxígeno remanente en el área, produciendo temperaturas por encima de los 637°C (1000 °F), ocupando los gases calientes las partes superiores. b) Fase de libre combustión: En esta fase hay más material combustible involucrado, mayor cantidad de humo, escasez de oxígeno y temperaturas que alcanzan los 700°C (1300°F). c) Fase latente o de rescoldo: Es la más peligrosa de las fases: ambiente, humo y gases de la combustión están por encima de los 537°C (1000 °F). Estas condiciones provocan colapso respiratorio, e incremento de presiones que ocasionan explosiones.

Inmuno-profilaxis: Es la prevención de la invasión al hospedador y la posterior inhibición del accionar microorganismos potencialmente patógenos, mediada por la reacción inmune del huésped.

Intensidad de corriente: Es el desplazamiento de cargas eléctricas negativas (electrón), en un conductor en la unidad de tiempo (unidad Ampere).

Lavado de manos o Lavado **social**: Es la remoción mecánica de microorganismos que se realiza con agua y jabón común capaz de remover un 80% de la flora transitoria. Se realiza mediante fricción vigorosa con jabón de toda la superficie de ambas manos, seguida del enjuague con agua.

Lavado de manos clínico o antiséptico: Es la acción que requiere una mecánica rigurosa utilizando agua y jabón y una solución antiséptica o solución jabonosa de amplio espectro microbiano que inactivan o inhiben las bacterias, tanto en vivo como in vitro y de rápida acción no irritante. que penetra en todas las caras y superficies de los dedos y el resto de la mano eliminando los microorganismos transitorios.

Lavado de manos quirúrgico: Es el que permite eliminar las bacterias residentes.

Materiales críticos: son aquellos elementos que se introducen en los tejidos o en el sistema vascular. Deben ser estériles siempre. (Cánulas, catéteres, prótesis)

Materiales Semi-críticos: Son los que toman contacto con la piel o las mucosas lesionadas. Requieren alto nivel de desinfección, pero no es esencial la esterilización (Endoscopios).

Materiales No Críticos: Aquellos que sólo toman contacto con la piel (tensiómetro, estetoscopio, electrodos). Se reutilizan luego de usar desinfectantes de bajo nivel.

Métodos físicos de esterilización: Complejos que comprenden entre otros: Flameado, Ebullición, Filtros micropore, Rayos Ultravioleta, Rayos Gamma y X, Ultrasonido, Pasteurización, Tindalización entre otros.

Muestra biológica: Es toda fracción de tejido o fluido corporal que se extrae de organismos vivos para su análisis, durante su chequeo preventivo, diagnóstico, tratamiento o recuperación.

Microbicida: sustancia capaz de eliminar microorganismos. Puede reemplazar a los términos biocida, germicida y antimicrobiano.

Norma: Regla que se debe seguir o a la que se deben ajustar las operaciones, conductas, tareas y actividades

Órgano: Entidad morfológica compuesta por la agrupación de tejidos diferentes que concurren al desempeño del mismo trabajo fisiológico.

Pequeños generadores: Son aquellas instituciones que producen una cantidad de residuos menor a 10 Kg/día o todo aquel que por las características del servicio que brinda la autoridad de aplicación por acto administrativo, determine como pequeño generador.

Prevención: Decisión o disposición que se toma para evitar algún riesgo o peligro. La prevención es un procedimiento que debe ejecutarse.

Profilaxis: Prevención de la enfermedad o de un proceso que puede llevar a una enfermedad.

Reesterilización: Someter a un nuevo proceso de esterilización un dispositivo medico cuyo envoltorio nunca fue cubierto.

Reinfección: Segunda infección por el mismo microorganismo después de la recuperación

Residuo Patogénico: Todos aquel desecho o elemento material en estado sólido, semisólido, líquido o gaseoso que presumiblemente presente o pueda presentar características infecciosas, tóxicas o actividad biológica que puedan afectar directa o indirectamente a los seres vivos, y causar contaminación del suelo, del agua o de la atmósfera; que sean generados en la atención de la salud humana o animal por el diagnóstico, tratamiento, inmunización o provisión de servicio, así como también en la investigación o producción general de elementos biológicos tóxicos.

Residuo peligroso biológico-infeccioso Es aquel que contiene bacterias, virus u otros microorganismos con capacidad infectiva o que contiene o puede contener toxinas producidas por microorganismos que causan efectos nocivos a seres vivos, al ambiente, y que son generados en establecimientos de atención médica.

Residuos comunes o domiciliarios Tipo A: Son los restos que provienen de sustancias alimenticias, de materiales de limpieza, administración, o mantenimiento.

Residuos realmente patogénicos Tipo B: Se originan en servicios de Laboratorio, Hemodiálisis, Hemoterapia, Internación, Consultorios Externos, Vacunatorios, Quirófanos, Salas de Parto, Morgues, consultorios médicos y odontológicos, Anatomía Patológica y similares.

Residuos Patogénicos Radioactivos Tipo C: Materiales originados en servicios de Radiodiagnóstico, Rayos X, Medicina Nuclear, laboratorios nucleares, en los que intervengan sustancias emisoras radiactivas.

Resistencia eléctrica: Es la dificultad al paso de la corriente eléctrica en un circuito/ conductor (Unidad: Ohm).

Salud ocupacional: es una actividad multidisciplinaria dirigida a promover y proteger la salud de los trabajadores mediante la prevención y el control de las enfermedades y accidentes y la eliminación de los factores y condiciones que ponen en peligro la salud y seguridad en el trabajo.

Sangre: tejido hemático con todos sus elementos.

Segregación: Procedimiento de separación de residuos al momento de su disposición final en el recipiente adecuado.

Tejido: Entidad morfológica compuesta por la agrupación de células de la misma naturaleza, ordenadas con regularidad y que desempeñan una misma función.

BARRERAS SANITARIAS

Todo procedimiento con materiales biológicos debe ser considerado como potencial factor productor de patología infecto-contagiosa. Por ello se aplican precauciones universales y particulares, dentro de las cuales la utilización de barreras mecánicas resulta ineludible.

I.   Guantes

a)   El uso de guantes es obligatorio en todos los procedimientos biológicos.

b)   Para el uso de guantes en necesario retirarse las uñas artificiales, pulseras, anillos y relojes.

c)   Es importante tener las uñas cortas, limpias y sin esmalte.

d)   Se debe proceder al lavado de manos previo a la colocación de los guantes.

e)   Los guantes a utilizar deben ser de primer uso y de la medida adecuada al tamaño de la mano del operador (Small. Medium o large).

f)   El uso del guante protege al usuario, pero éste debe abstenerse de tocar a otros elementos o personas con los guantes

g)   Si existiera sensibilidad al látex por dermatitis de contacto, se suspende su uso.

h)   Ante una alergia de tipo I, se suspende su uso.

i)   Si la alergia que sufre el usuario es de tipo II, se corre el riesgo de anafilaxia, por lo que se debe contar con los elementos de atención de la emergencia.

j)   Ante la presencia de los casos enumerados en g), h) e i), se debe proveer guantes de materiales alternativos de naturaleza hipoalergénica.

II.   Ropa protectora

a)   En toda actividad que se desarrolle en laboratorios y ámbitos de Práctica del IUCS, los usuarios deberán vestir delantal, guardapolvo, chaquetas o ambos adecuados a la actividad programada.

b)   El personal, que manipula elementos que puedan llegar a comprometer la bioseguridad en el laboratorio, deberán vestir delantal impermeable para el lavado de recipientes o contenedores, guantes resistentes y eventualmente protección visual.

c)   El uso genérico de guardapolvo impide daños causados por salpicaduras con material infeccioso, sangre, u otros fluidos o piezas patológicas, por lo cual debe ser higienizado periódicamente, de manera diferenciada con otras prendas y en lo posible utilizando hipoclorito de sodio diluido según la proporción indicada en la etiqueta del producto.

d)   En ningún caso se debe salir de las áreas de trabajo con la ropa de protección de laboratorio evitando en todos los casos el contacto con ambiente de calle.

e)   El personal de limpieza deberá tener ambo de uso industrial, delantal impermeable para el lavado de recipientes o contenedores, guantes resistentes, botas de goma de media caña por encima del pantalón en el caso de pisos mojados y se recomienda el uso de antiparras para estas tareas, para prevenir salpicaduras.

III.   Protección Ocular

a) Las salpicaduras con ácidos y álcalis fuertes pueden producir lesiones serias en la córnea por lo que se recomienda el uso de anteojos, antiparras o máscaras cuando se trasvasan cantidades apreciables de líquidos corrosivos. También es importante proteger los ojos de vapores químicos y salpicaduras de material infeccioso.

b) En las operaciones comunes del laboratorio se generan aerosoles, principalmente durante la centrifugación, por soplado del líquido que queda en la pipeta, por capilaridad, por eliminación del aire de una jeringa cargada y por otras operaciones a presión positiva. Dado que la mayoría de las bacterias y virus tienen como portal de entrada al organismo la vía aérea, hay que evitar la producción de aerosoles y si es necesario, usar máscaras de protección.

PROCEDIMIENTOS

Todos los procedimientos reglados se deberán cumplir estrictamente. No obstante, se recomienda seguir siempre las indicaciones de cada instructor docente práctico, conforme las instrucciones impartidas que puedan resultar específicas para los procedimientos que se establezcan en cada caso en particular.

Lavado de manos - Generalidades

Las manos desempeñan un rol esencial en la transmisión de agentes infecciosos ya que las mismas están en frecuente contacto con elementos del ambiente en los que existen ingentes cantidades de gérmenes variados, los que se adhieren por efectos físicos a la epidermis. Los movimientos inconscientes hacia la boca o los ojos, constituyen un riesgo de auto inoculación potencialmente peligrosa de gérmenes causantes de infecciones oportunistas.

Es por ello que el lavado de manos constituye la técnica más sencilla y práctica capaz de evitar, no sólo infecciones nosocomiales, sino también la diseminación de microorganismos en los ámbitos de relación social.

El lavado de manos se clasifica en dos tipos: social y antiséptico o quirúrgico.

El lavado de manos social (habitual) se realiza cuando éstas adquieren suciedad, antes de manipular alimentos o luego de actividades contaminantes. Como práctica común se debe realizar al llegar al trabajo, al examinar un paciente, antes de colocarse guantes, al manipular muestras biológicas, luego de tocar instrumentos de trabajo o estar en zonas de alta concurrencia pública, al sacarse los guantes y al salir del trabajo.

El lavado de manos antiséptico-quirúrgico es aconsejable cuando existan lesiones en las manos, cuando se vaya a establecer contacto con los pacientes, realizar maniobras invasivas, estar en contacto con fluidos orgánicos, o ante la potencial presencia de patógenos, y al retirarse los guantes luego de la finalización de la práctica.

El trabajo de laboratorio, aunque requiere el uso de guantes, también impone la necesidad de una práctica de lavado de manos reiterada entre procedimientos y cambios de guantes. En ciertos casos quirúrgicos o de utilización de elementos cortopunzantes, resulta aconsejable utilizar doble par de guantes:

Los 5 momentos Clave del Lavado de Manos

1. Antes el contacto con el paciente.
2. Antes de realizar un procedimiento aséptico.
3. Después del contacto con el paciente.
4. Después del contacto con el entorno del paciente.
5. Después del manejo de fluidos corporales del paciente.

Los 5 momentos para el lavado de manos

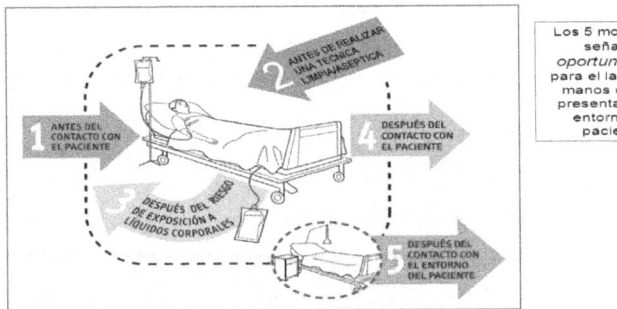

I. **Lavado social**: Es la remoción mecánica de microorganismos que se realiza con agua y jabón común, remueve en un 80% la flora transitoria. Su técnica es la siguiente:

a. Retirar toda prenda u objetos de las manos y muñecas.

b. Humedecer las manos con agua.

c. Aplicar jabón en las manos y muñecas, frotar por un periodo de 2 a 5 segundos.

d. Aplicar el jabón en las manos interdigitalmente también.

e. Enjuagar las manos con abundante agua durante 5 a 10 segundos.

f. Emplear para el secado de las manos toallas desechables.

g. Secar las manos en primer lugar por las palmas y luego por el dorso de las mismas.

h. Realizar el secado interdigital.

i. Cerrar la canilla con la toalla desechable.

j. Eliminar la toalla desechable correctamente en el contenedor correspondiente.

II. Lavado de manos: Técnica Antiséptica

Es el lavado con soluciones antisépticas, de acción rápida no irritante, que inactivan o inhiben bacterias eliminando la flora transitoria. El procedimiento consiste en:

a. Quitarse anillos, pulseras y reloj

b. Humedecer las manos, muñecas y tercio anterior del antebrazo.

c. Agregar una dosis de jabón antiséptico.

d. Jabonar toda la superficie de manos y muñecas. Aplicar a todos los espacios interdigitales. En cirugía extender el procedimiento hacia los antebrazos. Durante el procedimiento, las manos deben estar hacia arriba

e. Friccionar entre 10 y 30 segundos fuera del chorro de agua, fregando no menos de diez veces las palmas y al menos cinco veces el dorso de cada mano y antebrazos, y dedo por dedo incluyendo espacios interdigitales y limpieza de uñas.

f. Enjuagar con abundante agua.

g. Secar completamente con toalla. de papel descartable

h. Si la canilla no es automática, cerrar con la toalla.

i. Las toallas descartables van a bolsa negra. Toallas de tela, bolsa de lavado.

ANTISÉPTICOS		
ALCOHOL	GLUCONATO DE CLORHEXIDINA	YODO – IODÓFOROS POVIDONA
Actúa desnaturalizando las proteínas. Tiene actividad bactericida contra Gram (+) Gram(-), M. tuberculosis, hongos y virus. No produce efectos adversos en piel, salvo resecar la piel por poco periodo de tiempo. Muy rápido efecto. No es útil para eliminar la suciedad. Se utiliza en concentraciones de 60 a 90%. Su actividad poco afectada por la presencia de sangre.	Actúa por ruptura de la membrana celular. Mayor acción bactericida contra Gram (+) y virus. No actúa sobre M. Tuberculosis. Mínima absorción. Irrita poco la piel. Velocidad de acción intermedia. Tiene actividad residual por 6 hs. Su eficiencia es afectada por el PH entre 5.5 y 7.	Penetra la pared celular. Activo ante gérmenes Gram (+) y Gram (-) hongos y virus. Activo ante M.Tuberculosis. Poca actividad sobre esporas. Se neutraliza ante material orgánico, como sangre. Irrita la piel. Produce híper sensibilidad. Absorción por piel y mucosa.

Lavado con Gel alcohólico: frotado de las manos visiblemente limpias con gel alcohólico y una técnica establecida.

Técnica del lavado de manos con gel alcohólico.
- Duración del procedimiento 30 segundos.
- Deposite abundante gel en la palma de la mano.
- Frote el gel en las palmas para generar fricción.
- Repita los procesos de frotación como si fuera un lavado con agua y jabón en las zonas de las manos que corresponden.
- Siga de esa forma hasta el final y extienda las manos para secar. Concluye en el punto 5 del gráfico

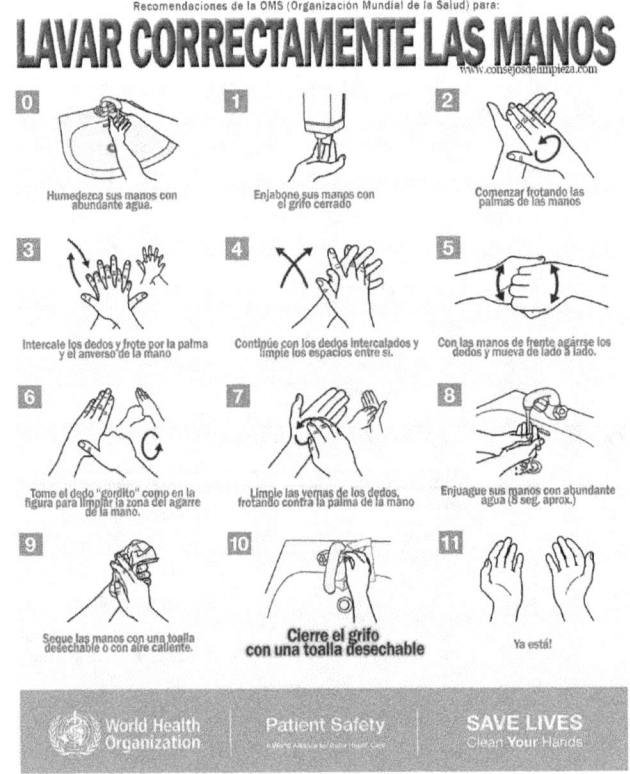

III. **Uso de Guantes:** Es la primera barrera de protección para prevenir la transferencia de microorganismos, que se debe aplicar en todos los procedimientos en los que se establezca un contacto potencialmente patogénico (Sangre, orina, semen, flujo, heces, otros fluidos biológicos, objetos contaminados, etc.) de desprotección de barrera (laceraciones, corte, heridas, piel o mucosas expuestas, etc.).

a. Sacar del contenedor procurando evitar cualquier contacto extraño al procedimiento.

b. Colocarlos en cada mano, sin mojar, soplar, ni contaminar, utilizando la medida adecuada para que no se rompan ni queden flojamente adheridos a la piel, cerciorándose siempre de su completa integridad. En caso de observarse algún defecto, daño o rotura deberán ser descartados.

c. No colocarlos con mucho tiempo de antelación, no tocar elementos ajenos al área de trabajo o contaminados, no circular por todo el ámbito, ni salir del mismo con los guantes colocados.

d. Cambiarlos entre pacientes y descartarlos en recipiente correspondiente. No se deben tener colocados por períodos largos, y nunca superiores a dos horas.

IV. **Técnica de colocación de Guantes para procedimientos estériles:**

Se utilizan en los casos en que se requiere asepsia quirúrgica. Para colocarse guantes estériles, se seguirá el siguiente instructivo:

a. Una vez lavadas y secadas las manos según el procedimiento establecido, y ya colocada la bata en caso de ser utilizada, se sacan los guantes de su bolsa, tirando desde las aletas de manera expansiva, de manera que la parte externa quede hacia el operador.

b. Tomar el interior del puño doblado del guante derecho con la mano izquierda.

c. Colocar la mano derecha en su guante y tirar hasta que ajuste correctamente.

d. Colocar la mano derecha enguantada colocando el puño sobre la bata

e. Luego colocar el guante izquierdo, debiendo quedar el puño sobre la bata

f. Ajustar los dedos de ambos guantes entrecruzados entre sí

g. Se cambiarán tantas veces como resulte adecuado o necesario

h. Deben quitarse antes que la mascarilla y la bata y descartados en contenedor rojo.

i. Para quitarlos, se toman del puño desde el lado exterior, revirtiéndolo sobre sí mismo de manera que la parte interna quede hacia afuera.

j. Repetir con la otra mano, tocando sólo el interior del guante y desechándolo en bolsa roja.

k. Una vez quitados los guantes se debe proceder al lavado de manos.

V. **Uso y Técnica de colocación de Mascarillas:** La mascarilla es un elemento crucial para evitar la transmisión de gérmenes desde las cavidades buco- faríngeas, mediatizadas por las gotitas de Flügge.

El procedimiento será:

a. Luego de lavarse las manos, se debe tomar el lazo de la mascarilla para retirarla del dispenser.

b. Colocar sobre nariz y boca, atando las cintas de arriba por detrás de la cabeza y pasando por encima de las orejas. Las manos deben estar limpias.

c. Atar las cintas de abajo a la altura de la nuca, de manera segura para que no se desanuden.

d. Si se utilizarán gafas, la mascarilla queda sobre la nariz, por debajo de aquellas mismas para evitar que éstas se empañen.

e. En caso de humedecerse, se procederá al cambio de mascarilla

f. No se debe cambiar la altura, respetando que siempre cubra nariz, o siempre cubra boca, pero nunca se deberá alternar entre ambas posiciones.

g. Al concluir, retirar guantes, proceder al lavado de manos, desatar las cintas inferiores y luego las superiores.

h. Sosteniendo desde las cintas, proceder a su descarte como desecho contaminado.

i. Lavar nuevamente las manos

VI. **Uso y Técnica de colocación de Gafas:** son pantallas, anteojos o antiparras que generan una pantalla por delante de los ojos a efectos de evitar salpicaduras don riesgo para las conjuntivas. Protegerá así a los ojos de fluidos y materiales infecciosos, cáusticos o corrosivos, potencialmente riesgosos.

a. Una vez lavadas las manos, cerciorarse que los lentes estén correctamente conservados

b. Colocarse los mismos por encima del barbijo en caso de utilizarse éste en el procedimiento

c. En caso de sufrir salpicaduras, deberán reemplazarse.

d. No se deben tocar durante el procedimiento

e. Deberán ser desinfectados luego de su uso, conforme las pautas de tratamiento de material no descartable del presente manual

VII. **Uso y colocación de las batas:** Constituye la bata una barrera de protección en aquellos procedimientos que pueden ocasionar derrames o salpicaduras de fluidos y secreciones biológicas. Deben tener el tamaño adecuado para cubrir la ropa y a su vez permitir los movimientos holgados del operador. Deben ser de mangas largas con puños elastizados. Deben ser utilizados una sola vez. El procedimiento de colocación requiere de los siguientes pasos:

a. Lavarse las manos antes de su colocación

b. Tratar con el cuidado que requiere todo material estéril

c. Colocar con la abertura para atrás, y desde la abertura del cuello pasarlo hacia atrás

d. Pasar los brazos en las mangas

e. Ajustar a los hombros y atar las cintas por detrás: cuello y cintura

f. Concluido el procedimiento se sacan los guantes y luego se desatan las cintas y se retira la bata, sacando sucesivamente cada manga y sin tocar la parte externa de la bata

g. Se dobla con el revés hacia afuera y se dispone en la bolsa para material contaminado para lavado o descarte, según correspondiere.

h. Finalmente se procede al lavado de manos

VIII. **Uso y Técnica de colocación del Gorro:** es una barrera que impide el intercambio tanto de material contaminante hacia la cabeza o desde ésta hacia el campo, a fin de evitar contaminación cruzada. Para su colocación se procede de la siguiente manera:

a. Cerciorado de que se encuentra en buenas condiciones, se coloca sobre el cabello recogido, completamente por encima del cuello.

b. Se debe evitar el uso de aros u otros objetos.

c. Se cubre todo el cabello por encima de las orejas, colocándoselo desde adelante hacia atrás, debiéndose atar si posee cintas.

d. Se debe reemplazar si sufre salpicaduras o humedecimiento.

e. Al retirarlo, se desatan las tiras y se lo sujeta de la parte interna, tirando de adelante hacia atrás.

f. Se descarta en bolsa roja.

IX. **Uso y Técnica de colocación de Calzado:** El calzado quirúrgico es una funda impermeable que cubre los pies del personal, como barrera protectora ante el posible intercambio de fluidos y sustancias contaminantes con el piso. Evita la contaminación cruzada entre el medio ambiente y el calzado. Para su colocación se siguen los siguientes pasos:

a. Se procede al lavado de manos según los procedimientos

b. Se colocarán sólo en el área blanca y a veces gris, una vez corroborada su integridad

c. En caso de tener tiras éstas se atarán antes de la colocación de los guantes

d. Se deberá evitar tocar el área durante el procedimiento

e. En caso de contaminación por fluidos, deberán ser reemplazados.

f. No se deberá circular por fuera de las áreas permitidas.

g. Se deberán descartar en bolsa roja.

X.   Lavado de material no descartable

a) El lavado del material se realizará en las áreas específicas destinadas a ese fin, no pudiendo estar en contacto con las áreas limpias o de procesos.

b) La limpieza y desinfección debe ser realizada exclusivamente por personal destinado al área de lavado.

c) La técnica a emplear será la de arrastre por medios húmedos.

d) La limpieza siempre se realizará desde las áreas más limpias hacia las más sucias.

e) El fregado es la acción más importante, ya que provoca la remoción física de los microorganismos y restos orgánicos.

f) Los líquidos remanentes se eliminan en los inodoros, chateros o similares.

g) No se utilizarán métodos secos que movilicen el polvo ambiental.

h) Una vez concluido el aseo, el personal se quitará los elementos de protección, los lavará y desinfectará, descartando los elementos de acuerdo con cada especificidad.

i) El personal luego se quitará los guantes y se lavará las manos siguiendo el método antiséptico.

j) El personal de mantenimiento realizará el control de desagües con al menos una periodicidad de seis meses.

XI.   Descontaminación y Lavado de material de vidrio

i. Generalidades

La utilización de solución de hipoclorito de sodio en una concentración del 1% durante 30 minutos, en general, asegura la descontaminación total. El lavado posterior con detergente tiene, además, actividad sobre los componentes grasos de bacterias y virus lipídicos (incluido el HIV), por lo que refuerza la acción germicida. El calor seco o el calor húmedo son agentes físicos esterilizantes de acuerdo a principios de aceptación universal. Por lo tanto, no se requiere un control posterior por muestreo del material, ya que se parte del concepto moderno de usar un método validado que asegura de manera absoluta la inocuidad y esterilidad de los elementos. No obstante, en un exceso de rigurosidad se propone mantener la ejecución de los puntos e) y f), del ii. Procedimiento, aunque librado al criterio del encargado de los procesos, según la naturaleza de las prácticas en ejecución.

ii. Procedimiento

a) Se debe propender progresivamente al reemplazo del material de vidrio por el material descartable adecuado para cada técnica.

b) En aquellos casos en que fuera aceptable el uso del material vítreo, y habiendo desechado el material biológico, se debe proceder a su descontaminación.

c) Deberán sumergirse los materiales en solución de hipoclorito de sodio al 1%, durante 30 minutos, como mínimo. Se debe verificar la concentración del Hipoclorito concentrado antes de proceder a su correcta dilución.

d) Hacer un control de cloro residual luego de los treinta minutos para asegurarse que todo el material biológico fue estequiométricamente alcanzado por la acción del hipoclorito de sodio.

e) Se recomienda el control de cloro residual mediante reactivo de orto-toluidina (color amarillo final según escalímetro) o en su defecto por papel de yoduro/almidón (color azul).

f) Si no existiera cloro residual a los 30 minutos establecidos, se deberá reiniciar el proceso, tantas veces como sea necesario para asegurar la total descontaminación del material.

g) Terminado el proceso de descontaminación, se procede al lavado con detergente como es habitual.

h) Se enjuaga con agua corriente y luego con agua destilada. El material utilizado para la determinación de iones metálicos, deben ser lavados con soluciones de ácido clorhídrico, previo a su enjuague.

i) Se procede, por último, a esterilizar por calor seco, teniendo en cuenta la cantidad de material para fijar los tiempos.

j) Colocar el material frío en estufa de esterilización

k) No colmar la capacidad, siendo recomendable no superar el 50% de la misma.

l) Iniciar el calentamiento hasta llegar a 160 ºC (tiempo de calentamiento), constatar que el material alcanzó la temperatura de 160 ºC (tiempo de pre-esterilización).

m) A partir de allí se cuenta una hora a 160 ºC (tiempo real de esterilización).

n) Retirar cuidadosamente el material, sólo una vez alcanzada la temperatura ambiente

XII. **Descontaminación y Lavado de Polímeros: materiales de goma, látex y plásticos**

a) Se repite el proceso anterior desde los puntos c) hasta el enjuague (h).

b) Someter el material a calor húmedo.

c) Secar en estufa de 37°C

XIII. **Descontaminación de Material de metal corroíble**

a) Los metales susceptibles de sufrir corrosión, es decir procesos de ataque por parte de oxidantes de diferente naturaleza, deberán ser descontaminados antes del lavado en autoclave, con calor húmedo a 126 ºC (1, 5 atmósferas de presión), durante 30 minutos.

b) Luego proceder al lavado y enjuague según los procesos establecidos en este manual.

c) Finalmente se deberá esterilizar con calor húmedo en las condiciones ya indicadas, si se trata de material de metal inalterable (acero inoxidable).

d) Los metales cromados no se someterán al proceso establecido en el punto anterior, sino que se les deberá aplicar el método del calor seco en los tiempos y temperaturas indicados "ut supra".

ESTERILIZACIÓN

La esterilización es un procedimiento de eliminación de gérmenes, aún en sus formas resistentes (esporas), que se basa en distintos procedimientos según la naturaleza del material a tratar.

Métodos de Esterilización:

Para lograr la esterilización de un material determinado se cuenta con varios métodos cuya elección depende de.

a) La naturaleza del objeto a esterilizar

b) La sensibilidad del material al agente esterilizante.

c) La penetrabilidad del agente en el material a esterilizar.

d) La presentación del material (en un solo volumen, grande o fraccionado).

e) El uso posterior del material.

Clasificación:

Codificación	Métodos	Tipo
a.	Físicos	i. Calor húmedo
		ii. Calor seco
		iii. Radiación
b.	Químicos	i. Esterilizantes líquidos
		ii. Esterilizantes gaseosos 1. Óxido de Etileno 2. Formaldehído
		iii. Esterilizantes a base de plasma
c.	Separación de microorganismos	i. Filtración ii. Arrastre

La selección del método de esterilización deberá hacerse dejando siempre como última alternativa el uso de esterilizantes gaseosos por su elevado costo y toxicidad.

1. Métodos físicos

a) Calor seco: en estufa, una hora a 170°C. para

1. Material de vidrio: pipetas, frascos

2. De Metal: instrumental quirúrgico

3. Diversas sustancias sólidas: talco, vaselina

4. Cepillos de cerda

b) Calor húmedo: en autoclave, con vapor saturado en las siguientes condiciones de temperatura y su correlación directa con la presión(Ley de Charles- Gay Lussac).:

- 121ºC con vapor de agua sat..... 13 min (1 atm.)
- 128ºC con vapor de agua sat...... 6min (1,6 atm.)
- 132ºC con vapor de agua sat.... ..3min (2 atm.) P

Para los siguientes materiales:

- Material de vidrio: frascos, pipetas
- Instrumental quirúrgico de acero inoxidable
- Material termolábil: guantes ,drenajes, sondas
- Material textil: gasas, apósitos, ropa, vendas

c) Radiaciones Gamma y Ultravioleta : metales

2. **Métodos químicos**

El Gas Óxido de Etileno es una sustancia tóxica y explosiva, con la que se pueden esterilizar ,Cámaras fotográficas, Endoscopios con fibra óptica, Laparoscopios y Prótesis de materiales sintéticos

TRATAMIENTO DE MATERIALES ESPECIALES

Ciertos materiales utilizados en los procesos biológicos, requieren un tratamiento y cuidado especiales. Entre ellos:

I. **Agujas, bisturíes, lancetas u otros elementos cortopunzantes**

a) Cuando se trabaje con estos elementos se deberá operar con la máxima precaución y cuidado. Se recomienda prestar especial atención a los procedimientos, evitando que el material cortopunzante que queda expuesto, pueda lesionar al operador o a otra persona.

b) Las agujas utilizadas nunca deberán reencapucharse, doblarse, reinsertarse manualmente en la jeringa, reutilizar ni tirar directamente en la bolsa.

c) El material cortopunzante debe descartarse en descartadores diseñados para tal fin, acordes con su objeto y ubicados al alcance del operador.

d) Una vez llenos en sus 3/4 partes, los recipientes deberán ser tapados y colocados en bolsas rojas.

e) No se debe forzar el ingreso de una aguja o similar en un recipiente descartador que esté lleno u obturado.

f) En caso de ruptura de vidrios, los trozos se deberán colocar en descartadores, debiendo asegurar que no lo atraviesen ni rompan las bolsas de residuos.

II. Fluidos Corporales

a) La manipulación de fluidos corporales o biológicos, siempre deberá realizarse utilizando elementos de protección: guantes, antiparras, barbijo, con el consecuente lavado de manos antiséptico al finalizar la operación.

b) El desecho de fluidos se debe realizar en recipientes de descarte, y colocados en bolsas rojas. El proceso debe ser lo suficientemente cuidadoso a los efectos de evitar salpicaduras en el operador u otras personas, sobre las paredes, mesadas y pisos que rodean el lugar, o sobre sanitarios o equipamientos.

III. Piezas quirúrgicas y preparados macroscópicos

a) Es recomendable que la revisión de los órganos de la autopsia se realice con los órganos ya fijados.

b) Se debe trabajar siempre con batas, delantales y guantes.

c) Para disecar piezas quirúrgicas o cortar tejidos no fijados es recomendable el uso de guantes dobles.

c) Ante especímenes con fluidos se debe utilizar una protección facial completa tipo mascarilla o de gafas y barbijos.

d) Todas las piezas y tejidos dentro de la sala de operaciones deben colocarse en un recipiente hermético a prueba de fugas, en bolsas de plástico sellado o en fijador.

e) Cuando la superficie externa pueda haber sido contaminada deberá colocarse dentro de otro recipiente protector

f) Si la superficie externa del recipiente primario se llega a contaminar, debe colocarse en un segundo recipiente similar al anterior antes de ser transportado

g) Los fragmentos de tejido destinado para la elaboración de cortes histológicos y aquellos para almacenamiento deben colocarse en fijador sobre la mesa de trabajo. Los tejidos sin fijar que se destinan para estudio de microscopía electrónica se manipulan con los mismos cuidados hasta que son fijados adecuadamente.

h) Las cuchillas de los micrótomos deben manejarse con gran cuidado, utilizando mangos especiales para su manipulación.

i) Los tejidos incluidos en parafina no se consideran infecciosos, aunque se deben manejar con todas las precauciones como si efectivamente lo fueran.

j) La descontaminación sigue las normas especificadas en este manual para los materiales peligrosos.

BIOSEGURIDAD EN BIOLOGÍA MOLECULAR

La biología molecular es una disciplina fuertemente asociada a la estructura, actividad y funciones de los Ácidos nucleicos. En razón de su propia naturaleza, el tipo de experimentación que se desarrolla sobre los mismos requiere de la utilización de agentes físico-químicos potencialmente peligrosos para la salud (células vivas, virus, mutágenos, intercalantes, cancerígenos, radiaciones ionizantes, etc.). Es decir que en el área molecular, se pueden ver incrementados los riesgo respecto de los existentes para otras áreas aquí descriptas. Por otra parte cuando se trabaje con ADN recombinante (ADNr), aparecerán otras características adicionales que se deberán considerar al momento de diseñar el trabajo.

Cuando se trabaje en el ámbito de la biología molecular será necesario respetar todas las premisas precautorias establecidas por las normas de bioseguridad, a las que se deberán integrar adicionalmente las siguientes:

- Acceso restringido a las áreas de trabajo
- Aunque las técnicas de amplificación por PCR requieran un nivel de bioseguridad 2 (NBS2), éstas se deberán realizar en ámbitos específicos, aislados de otros sectores del laboratorio.
- Se deberá evitar la contaminación interna, segmentando las áreas de trabajo según sus funciones.
- Cuando no se disponga de tabiques de separación, sólo podrán realizarse en paralelo procesos de bajo riesgo biológico.
- La zona de realización de amplificación por PCR, estará destinada a ese exclusivo fin, para evitar el alto potencial de contaminación de materiales exógenos al área
- El material que se utiliza para PCR, no se podrá utilizar para ninguna otra tarea ya que son muy fácilmente contaminables al trabajar con elevados niveles de sensibilidad.
- Los elementos de trabajo del área de PCR no podrán ser sacados del área por ninguna motivación.
- Los materiales de trabajo deberán ser decontaminados antes de su limpieza.
- Al trabajar con agentes mutagénicos, intercalantes o cancerígenos, se deberá utilizar máscara contra vapores (Bromuro de Etidio)
- Se propenderá al reemplazo paulatino de los colorantes y reactivos tóxicos, por sus equivalentes no tóxicos(SYBR Green y similares).
- Al trabajar con estos productos, se recomienda la utilización de doble guante en razón de la fuerza de penetración transcutánea que poseen.
- Al concluir el trabajo se debe mantener el mismo criterio de seguridad para el material. El lavado de manos deberá ser de tipo antiséptico.

- Cuando el nivel de microorganismos, o la capacidad de producir aerosoles sea elevado, o se trabaje con agentes genéticamente alterados, se deberá trabajar bajo campanas de aislamiento, siendo el nivel de seguridad coherente con el tipo de práctica ejecutada.

- Para el caso de trabajar con tecnología recombinante, clonación, manipulación de vectores, virus alterados, se deberán adecuar a las indicaciones del manual de bioseguridad de la OMS, donde el nivel de bioseguridad estará directamente correlacionado con el nivel de peligrosidad de los agentes manipulados.

COCINA EXPERIMENTAL

Autores: Dra. Norma I. Guezikaraian;   Lic. Natalia Vázquez;   Lic. Elida Oharriz

Generalidades

El desarrollo del presente capítulo tiene por objeto principal promover la seguridad y la salud de los alumnos de la carrera de Licenciatura en Nutrición en sus trabajos académicos dentro de las Cocinas experimentales de la Institución, como también en las cocinas donde se desarrollan las Prácticas profesionales Supervisadas. Su intención es la de establecer requisitos mínimos para lograr hábitos de prevención de riesgos, tanto para los alumnos; como así también a lo referente a la seguridad alimentaria.

Presentación E Higiene Personal

Toda persona que esté en una zona de manipulación de alimentos deberá mantener una esmerada higiene personal y en todo momento durante el trabajo deberá llevar ropa protectora, calzado adecuado y cubre cabeza o cofia. Todos estos elementos deberán ser lavables, a menos que sean desechables, y mantenerse limpios de acuerdo a la naturaleza del trabajo que se desempeñe. Durante la manipulación de materias primas y alimentos, deberán retirarse todos y cualquier objeto de adorno (alhajas, relojes, etc.).

El personal afectado a la manipulación de alimentos debe contar con calzado de seguridad, que previene lesiones en el pie en el ambiente de trabajo, como pueden ser cortes por caída de objetos, esguinces, fracturas, caídas por resbalones y la ergonomía; asegurando la prevención del pie (por ejemplo con puntera de acero, y con suela antideslizante). Para el personal no afectado a la manipulación de alimentos pero que ingresa a la cocina, se debe tener la precaución de usar un calzado cerrado y con suela adecuada.

Para evitar la contaminación de los alimentos, es imprescindible que el personal que manipula alimentos realice un lavado frecuente de manos y cumpla con buenos hábitos higiénicos, como no comer, fumar, salivar, usar teléfonos celulares dentro del área de elaboración u otras prácticas antihigiénicas.

Uso De Guantes Y Barbijos

Si para manipular alimentos se utilizan guantes descartables, se debe tener la precaución de tenerlos en perfectas condiciones de higiene, y de cambiarlos ante un cambio de tarea o luego de haber manipulado algún objeto. El uso de guantes no exime al manipulador de la obligación de lavarse las manos cuidadosamente. Respecto del barbijo, que debidamente usado cubre nariz y boca, debe utilizarse preferentemente al manipular alimentos listos para consumir, para evitar contaminar la preparación a través de gotitas provenientes de nariz o boca.

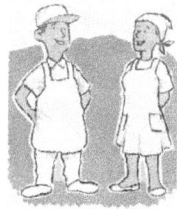 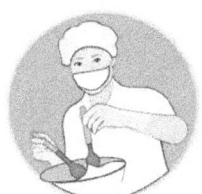

Prevención De Quemaduras

Dentro de una cocina el personal se encuentra expuesto al riesgo de quemaduras, que pueden ser causadas por: Agua caliente, grasa, vapor, llamas, aire caliente, electricidad, contacto con superficies calientes. Para ello debemos tener en cuenta las siguientes medidas de prevención:

Tomar sartenes, ollas y otros elementos por el borde o mango cuando las manipule.

Evitar inclinarse sobre fuentes de vapor (hornos que trabajan a vapor; marmitas; ollas)

No dejar mangos que interfieran sobre los pasillos de circulación.

No sobrecargar las freidoras.

Evitar manipular vajilla caliente con las manos al descubierto: Se recomiendan guantes para alta temperatura.

Las manoplas o guantes de alta temperatura se deben encontrar secos cuando saque elementos del horno.

Inspeccionar los guantes antes de colocárselos, para evitar que estén agrietados o dañados; siempre con las manos limpias y secas; y reemplazarlos cuando estén deteriorados.

Asumir siempre que sartenes, ollas o bandejas de horno se encuentran calientes.

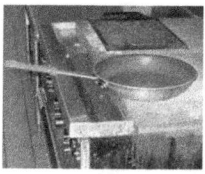 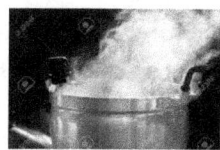 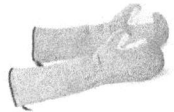

Uso Adecuado De Utensilios De Cocina

Dentro de los utensilios más utilizados en una cocina es el cuchillo, el cual se conforma de una hoja delgada, normalmente metálica, frecuentemente acabada en punta; con uno o dos lados afilados, y de un mango por el que se sujeta. Se debe prestar especial atención para la prevención de cortes el buen manejo del mismo, para lo que se citan algunas recomendaciones:

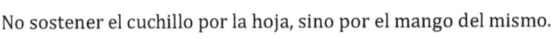

Verificar que el mango del cuchillo se encuentre correctamente sujeto a la hoja cortante. Nunca tocar el filo del mismo con la mano. Eliminar todo objeto que pueda generar distracción al momento de realizar la tarea.
No sostener el cuchillo por la hoja, sino por el mango del mismo.
Evitar caminar con el cuchillo en la mano. Nunca afilar un cuchillo mirando a otro lado o conversando. Para prevenir cortes se utiliza un guante de seguridad formado por una fibra y tejido especial que presenta una alta resistencia al corte y a la tracción, disminuyendo así el riesgo de accidente.

Cuidado De La Vista

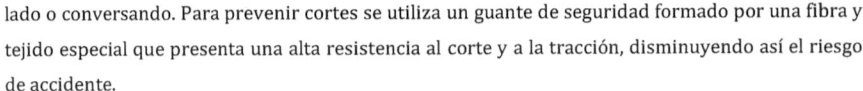

En una cocina pueden sufrirse varios tipos de lesiones en la vista, ya sea generadas por salpicaduras con sustancias químicas (detergentes, desengrasantes, lavandina), por contacto con vapor de agua caliente o aceite caliente, o traumas/ heridas causadas por la incrustación de pequeñas partículas. Para ello debe utilizarse, para cada caso, gafas de seguridad. Por ejemplo la persona que se encuentra utilizando freidoras, o la persona que prepara una solución desinfectante.

Prevención De Caídas

Durante la elaboración de alimentos se debe tener en cuenta que frecuentemente puede haber presencia de restos de comida, grasa o agua en los pisos, lo que puede generar accidente por resbalón, tropezón y/ o caída. Para prevenirlos, es necesario:
Uso de calzado con suela antideslizante, cerrado, y con los cordones debidamente anudados.
Mantener pisos secos y limpios.
Utilizar el pasamano al subir o bajar escaleras.
Evitar obstruir espacios de circulación, y de ser necesario, señalizar.
Caminar con precaución, sin correr.
Mantener las zonas de paso despejadas y perfectamente iluminadas.
Señalizar pisos con desnivel o deteriorados; señalizar pisos mojados.
Ante la presencia de sustancias como derrame de líquido, suciedad, restos de alimentos, grasa u obstáculos; eliminarlos inmediatamente.

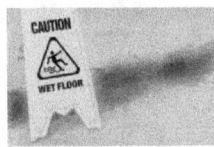

BIOTERIOS

Antecedentes

La República Argentina a la fecha no ha aprobado el proyecto de ley de regulación de Bioterios, por lo cual no se encuentran específicamente normadas las exigencias de funcionamiento, aunque del mismo se desprenden algunos indicadores consistentes. Son antecedentes de consideración la ley nacional sobre malos tratos animales (14.346), y la Disposición ANMAT 6344/96 y 617/02-SENASA.

A nivel internacional se mencionan

- OMS, (The Council Por Internacional Organization Of Animal Sciences - OMS 1985.), Comunidad Económica Europea - CIOMS, Ginebra, 1985.
- CCE (Comunidad Económica Europea) - Directiva 86/609/CEE, Gran Bretaña: Animal Scientific Procedures Act (Implementa directiva 86/906/EEC.),
- NORINA (A Norwegian Inventory of Alternatives), y Guide for the care and use of laboratory animals (nrc/usa/1996), las que resultan referenciales a nuestros efectos.

En general todas ellas se rigen por los principios generales de bienestar animal.

El anteproyecto de Ley Nacional, aboga por:

- la protección de los animales utilizados en experimentación y otros fines científicos;
- que a dichos animales se les concedan los cuidados adecuados,
- que no se les cause dolor, sufrimiento, estrés o lesiones innecesarias,
- que se evite toda duplicación inútil de experimentos,
- que el número de animales utilizados se reduzca al mínimo
- siempre que sea posible sean reemplazados por técnicas alternativas,
- efectivos registro de población y actividades.
- A nivel Nacional se propone que cada institución que posea un Bioterio cree un Comité Institucional para el Cuidado y Uso de Animales (CICUAL).
- Cada Comité deberá estar integrado por al menos tres miembros de la institución con capacidad y habilidad suficientes en el cuidado y uso de animales con fines tecnológicos-científicos.

Por lo mismo, los bioterios deben cumplimentar las siguientes exigencias:

- Un libro de registro de cría y stock en que se anotará el número, especie y raza o cepa de animales existentes con indicación de su procedencia o nacimiento en el propio bioterio con indicación de fecha en ambos casos;

- Un libro de registro de salidas en el que se anotará el número, especie y raza o cepa de animales vendidos o suministrados indicando fecha, nombre y dirección del destinatario, así como el número y especie de animales muertos durante su estancia en el bioterio de cría.
- Que a los animales se les proporcionen condiciones adecuadas de alojamiento, nutrición y sanidad;
- Que los aspectos de bienestar animal del bioterio sean considerados y supervisados por un profesional veterinario u otro profesional entrenado en esta ciencia con dedicación total o parcial con experiencia en animales de experimentación; Los aspectos relacionados a la salud deben ser asesorados y supervisados por un profesional veterinario idóneo en este tema.

Que se disponga de instalaciones que garanticen el confort y la salud de los animales. Las normas de trabajo e instrucciones de uso de todos los elementos constarán por escrito.

Contarán con:

- Barreras sanitarias.
- Control genético estricto.
- Código de ética.
- Personal entrenado y calificado
- Microambiente: jaulas
- Dietas frescas, balanceadas.
- Agua ad libitum, fresca y a temperatura ambiente
- A los efectos específicos de realizar una evaluación sobre las exigencias legales, lo más pertinente es tomar como referente la normativa ANMAT, por encontrarse ésta en vigencia.

Reglamentación1

CAPÍTULO I - UBICACIÓN Y CARACTERÍSTICAS EDILICIAS GENERALES

Los locales de producción, mantenimiento y/o experimentación animal no podrán estar en relación directa con áreas administrativas, de elaboración o analíticas Los sistemas de aire acondicionado y/o ventilación no podrán ser compartidos con otras áreas. Serán exclusivos para el sector bioterio. En la construcción de los locales del área bioterio deberán tenerse en cuenta todos aquellos factores físicos que puedan afectar la salud y calidad de los animales. ... Los bioterios que produzcan sus propios animales deberán contar con

A. Local de cría o producción: serán destinados únicamente a los animales en apareo y sus crías.

B. Local de mantenimiento o stock

---

[11] A falta de legislación nacional se toma como base NORMA Disposición 6344/96. Reglamentación para bioterios

C. Local de experimentación animal

D. Local de cuarentena:

E. Área de depósito. Constará de:

    a) Depósito de material limpio.

    b) Depósito de alimentos:.

    c) Depósito de material estéril:

F. Área de lavadero: deberá ser independiente de los locales de cría, mantenimiento y experimentación.

CAPÍTULO II - CONDICIONES DEL MEDIO AMBIENTE

Las condiciones requeridas para el acondicionamiento del medio ambiente se detallan a continuación.

1. La inyección de aire deberá hacerse a la altura de los ángulos superiores

2. Los locales en su interior deben poseer presión positiva

3. El gradiente de presión será desde el corredor limpio al sucio.

4. Es conveniente la instalación de medidores de presión de aire

5. Temperatura y humedad ambiente: la temperatura recomendada para el conejo y los pequeños roedores de laboratorio oscila entre los 18°C y los 22 °C.

6. La humedad relativa ambiente podrá oscilar entre el 40% y el 70%.

7. Es necesario el control de ambos parámetros mediante instrumental sensible el uso de termómetros de máxima y mínima e higrómetros

8. Es recomendable la instalación de equipos registradores continuos

9. Intensidad y tipo de iluminación:

    A. La luz debe ser artificial, provista por tubos fluorescentes de intensidad aprox. de 300 lux medidos a un metro de altura sobre el piso.

    B. No debe haber entrada de luz exterior en las áreas de animales.

10. Ciclos de iluminación: Los ciclos horas luz/horas oscuridad estarán regulados automáticamente y serán de 12 horas/ 12 horas.

11. Ventilación: Deberá asegurarse una renovación del 100% del aire de los locales 15 a 17 veces por hora como mínimo y no ser recirculado.

La recirculación sólo se realizará cuando existan equipos de filtración adecuados, que cuenten con un mantenimiento cuidadoso sobre todo en lo referente a limpieza y/o cambio de filtros.

CAPÍTULO III - MANTENIMIENTO DE LOS ANIMALES

1. La limpieza general de locales, corredores, depósitos y otras áreas relacionadas al bioterio será diaria, debiendo usarse productos detergentes y desinfectantes que no perjudiquen a los animales.

2. No deben emplearse productos desodorantes de ambiente u otros agentes químicos para cubrir los olores producidos por los animales.

3. El cambio de jaulas, la renovación de lechos y el retiro de las excretas deberá tener una periodicidad tal que impida la acumulación de amoníaco y otras sustancias o elementos perjudiciales, permitiendo que los animales se mantengan secos y limpios.

4. Los lechos sucios deben ser vaciados de las jaulas fuera de los locales con animales, de forma tal que se evite la dispersión excesiva de partículas en el ambiente, lo que resultaría perjudicial para el personal y los animales.

5. Las jaulas deben ser lavadas y desinfectadas antes de colocarse material de lecho limpio.

6. El suministro de agua será diario.

7. No se deberá restringir el consumo de alimento a menos que el ensayo a realizar así lo requiera.

CAPÍTULO IV - ALOJAMIENTO DE LOS ANIMALES - LECHOS

1. Los animales serán alojados en jaulas adecuadas según la especie.

2. El número de animales por jaula estará en relación al tamaño corporal, evitándose la sobrecarga.

3. Los lechos serán de materiales absorbentes, libres de sustancias químicas tóxicas que puedan dañar a los animales y/o interferir en las respuestas biológicas. Deben evitarse los lechos que pudieran ser fácilmente ingeridos.

4. De usarse viruta de madera, la misma será de maderas blancas no resinosas.

5. Es recomendable la esterilización de los lechos

CAPÍTULO V - ALIMENTACIÓN

El alimento que se les suministre a los animales deberá reunir las siguientes exigencias:

1. Su composición deberá cubrir las necesidades nutritivas de la especie

2. Su envase deberá poseer rótulo con la marca del productor visible.

3. Número de partida.

4. Análisis de la composición química de la partida que contemple por lo menos:

    A. Composición centesimal.

    B. Lisina disponible como indicador de la calidad proteica.

    C. Contenido de vitaminas.

    D. Contenido de minerales incluyendo micro u oligoelementos.

5. Fecha de elaboración.

6. Deberá estar envasado de forma tal que se asegure un traslado y almacenamiento higiénico, de preferencia con doble o triple bolsa de papel tipo Kraft.

CAPÍTULO VI - CALIDAD GENÉTICA

1. Deberá acreditarse la calidad y definición genérica de las cepas animales que se utilicen.

2. De poseer cría propia, es necesario un control genético periódico que asegure la pureza genética.

3. De adquirirse los animales, deberá exigírsele al vendedor dicha acreditación, avalada por médico veterinario.

CAPÍTULO VII - CALIDAD SANITARIA

1. Deberá acreditarse la calidad sanitaria de los animales, producidos o adquiridos, mediante estudios adecuados que certifiquen la ausencia de enfermedades bacterianas, virales o parasitarias, clínicas o subclínicas, que pudieran interferir con los resultados experimentales.

2. Tal acreditación deberá ser avalada por una institución o profesional responsable.

CAPÍTULO VIII – DISPOSICIÓN DE EXCRETAS

1. La disposición de las excretas animales así como los animales muertos se ajustarán a las reglamentaciones vigentes para disposición de residuos patológicos o contaminantes.

2. Para la eliminación de las mismas deberá existir una circulación adecuada, no pudiendo atravesar para tal fin las áreas administrativas, de producción o analíticas.

Recomendaciones de bioseguridad en el Bioterio

Es aconsejable respetar los siguientes puntos:

- Acceso limitado a las personas operadores y autoridades
- Higiene de manos
- No beber, comer, fumar ni maquillarse
- Utilizar guantes
- Control de plagas regular
- Evitar la formación de aerosoles
- Todas las áreas de trabajo deben ser lavadas y desinfectadas según normas
- Los materiales, residuos y basuras provenientes de las áreas de animales deben ser descontaminados, pero es preferible que sean esterilizados por autoclave. Después de ese procedimiento pueden ser considerados basura común
- Se debe evitar el acceso de personas enfermas o inmunológicamente deprimidas
- Usar ropa y barreras adecuadas. (gafas, barbijos, manoplas)
- El personal deberá tener esquema de inmunización completa
- EL personal deberá tener controles periódicos de serología relacionada.
- El manejo y disposición de los elementos cortopunzantes seguirán el procedimiento normatizado en este manual.
- Ante cualquier accidente se deberá seguir el procedimiento establecido en el presente documento.

RESIDUOS PELIGROSOS (RP)

I.   Generalidades

Se define como residuo peligroso (a veces patológico o patogénico) a todo aquel desecho o elemento en estado sólido, semisólido, líquido o gaseoso que presumiblemente presente o pueda presentar características infecciosas, tóxicas o cuya actividad puedan afectar directa o indirectamente a los seres vivos, o causar contaminación del suelo, del agua o de la atmósfera. Son generados en los procesos de diagnóstico, tratamiento, inmunización o provisión de servicios, así como también en la investigación o producción comercial de elementos biológicos o tóxicos, tanto de origen humano como animal. Para su encuadre normativo, se consideran residuos patológicos:

a) Materiales provenientes de cultivos de laboratorio;

b) Restos de sangre y sus derivados;

c) Restos orgánicos provenientes del quirófano, de servicios de hemodiálisis, hemoterapia, anatomía patológica, morgue;

d) Restos, cuerpos y excremento de animales de experimentación biomédica;

e) Algodones, gasas, vendas usadas, jeringas, objetos cortantes o punzantes, materiales descartables y otros elementos que hayan estado en contacto con agentes patogénicos y que no se reesterilicen;

f) Todos los residuos, cualesquiera sean sus características, que se generen en áreas de alto riesgo infectocontagioso;

g) Restos de animales provenientes de clínicas veterinarias, centros de investigación y académicos.

Los residuos comunes no peligrosos se desecharán en bolsas negras. Los residuos peligrosos no incluyen a los contaminados radiactivamente ni los finales de proceso de la medicina nuclear

II.   Programa de gestión de los residuos

La programación consiste en asegurar la cuidadosa implementación de medidas tendiente a la resolución de la demanda de manera continua y sustentable, realizando acciones de capacitación y concientización de los actores que intervienen en los procesos que se correlacionan con la problemática. Un comité "ad hoc" será el encargado de intervenir en los procesos de gestión cuando sea requerible su intervención para asesoramiento. y/o toma de decisión.

El programa   tiene como objetivo general optimizar la gestión de residuos patogénicos en los establecimientos alcanzados por la Ley del Gobierno de la Ciudad Autónoma de Buenos Aires Nº 154, con el fin de proteger la salud de docentes, alumnos y del personal en general, promoviendo el cuidado del medio ambiente. Las Sedes del interior se regirán por las normativas locales.

La ejecución del plan se cumplimentará mediante:

1. La caracterización de los residuos producidos
2. La individualización de los ámbitos de generación de residuos patogénicos.
3. Designación y adecuación de lugares de almacenamiento.
4. La capacitación de los recursos involucrados en el programa.
5. La dotación de los implementos necesarios para la ejecución permanente del programa.
6. Adecuación a las normas
7. Responsables de cada etapa, designados por las autoridades del IUCS.

III.   Responsables – Tareas

Para organizar eficazmente el trabajo del equipo encargado de la Gestión, es necesaria una clara distribución de las tareas.

a) Autoridad de Conducción del IUCS

Conformará el equipo de responsables y sus reemplazantes en caso de ausencia, mediante disposición interna. Resolverá sobre:
- La designación de responsables
- La provisión de los recursos

b) Responsable Técnico

Mantendrá informada a la autoridad máxima de todas las decisiones y acciones relacionadas con el tema.
Controlará la recolección interna de residuos.
Garantizará la provisión adecuada de elementos.
Supervisará al personal.
Difundirán las normas de segregación y recolección de residuos a todo el personal profesional, técnico y de servicios generales.
Asegurara el correcto almacenamiento de residuos.

c) Representante Técnico

Establecerá comunicación permanente con el responsable técnico, con el objeto de identificar errores o fallas y acordar soluciones.

Mantendrá informada a la Institución sobre todas las novedades técnico-legales relativas al manejo de los residuos patogénicos y la documentación exigida por las normas vigentes.

Encargado de entrenamiento y capacitación del personal

Trabajará articuladamente con el Responsable técnico en aquellas actividades que le sean requeridas.

IV. Fases Operativas

El manejo de los residuos patogénicos comprende las Fases operativas que se describen a continuación:

1. **Generación**: Acto propio de la producción de residuos patogénicos.
2. **Segregación**: Consiste en la separación o selección apropiada de los residuos, según la clasificación adoptada. Debe realizarse en el punto de generación. Una adecuada segregación asegura el éxito del programa y requiere capacitación previa de todo el personal que estará en relación con los residuos patogénicos. Se realizará en aquellos recipientes donde se deberán colocar los residuos inmediatamente después de la segregación. Ellos son:

a) Descartador para corto punzantes: Los desechos cortopunzantes son todos los objetos con capacidad de penetrar y/ o cortar tejido humano o animal. Deberán ser desechados en descartadores específicos inmediatamente después de ser utilizados.   .
Los descartadores una vez llenos en sus tres cuartas partes deberán ser tapados y colocados en bolsas rojas. Los descartadores serán de material rígido, impermeable, resistente a caídas y perforaciones. Cumplirán con las siguientes especificaciones: Poseer boca ancha para descarte de mandriles o similar, ranurados para descarte de agujas, con sus correspondientes tapas de sellado. Puede también poseer ranurado especial para descarte de hojas de bisturí, según el área, por ejemplo en la disección de Anatomía. Aquéllos descartadores que sean depositados sobre las mesadas de trabajo deberán contar con base de sujeción y estar ubicados cerca del operador. Poseerán un volumen acorde con la demanda por sesión.

b)Caja o Descartadores para vidrios: Se utilizarán para el descarte de ampollas, frascos y trozos de vidrio. Los no contaminados se dispondrán en bolsa negra, mientras que aquellos restos de contaminación presunta serán dispuestos en bolsas rojas.

c)Bolsas: Constituyen la primera ubicación de los residuos. Deberán ser colocadas dentro de recipientes localizados en el lugar más próximo al origen de los residuos en este caso los laboratorios o sala de disección. Las bolsas rojas contendrán únicamente residuos patogénicos y deberán precintarse cuando se llenen en las ¾ partes de su volumen. Las bolsas rojas son para residuos patogénicos exclusivamente, mientras que las bolsas negras son para residuos comunes. El material del que deben estar compuestas debe ser resistente al corte y punzadas, impermeable y opaco. El espesor de las bolsas rojas debe ser de 120 micrones. Los tamaños deberán estar de acuerdo a la cantidad de residuos generados en cada lugar y al tipo de recipiente. Se deberá identificar, con la etiqueta correspondiente, únicamente la bolsa roja de 120 micrones, utilizada para el almacenamiento final.

3) **Almacenamiento:** En cumplimiento del decreto 706-GCABA/05, no será necesario el acopio de residuos patogénicos en cámara fría. No obstante, en la medida de que se disponga de los congeladores adecuados, se recomendará su disposición en congeladores especialmente dedicados a cumplir solamente dicha función. Se autoriza el acúmulo de hasta 20 Kg., en forma simultánea. El tiempo máximo de almacenamiento será de 30 días.

Si la disposición se realiza en freezer, se deberá cumplir con las siguientes características:

a) El aparato será de uso exclusivo para el acopio de RP, y se mantendrá cerrado con llave e identificado según la normativa. .

b) Deberá ser de materiales resistentes a la abrasión y a los golpes, fácilmente lavable, de superficies de color claro, lisas, impermeables y anticorrosivos. .

c) Dentro de este recinto deberán acopiarse los residuos en recipientes reglamentarios, los que contendrán las bolsas rojas de 120 micrones, las que deberán precintarse cuando se llenen en las ¾ partes de su volumen

d) El lugar de acopio deberá estar en un área de acceso restringido, fuera del alcance del público, y de los lugares de circulación normal, ubicado de manera que no afecte la Bioseguridad del establecimiento como los laboratorios o sala de disección.

4) **Transporte Interno**: Se podrá realizar el transporte interno de los RP en recipientes de material plástico o metálico inoxidable u otro material siempre que sea: resistente a la abrasión y a los golpes, impermeable, de superficies lisas, sin uniones salientes y con bordes redondeados.

5) **Disposición final en las SEDES**

En las localidades en las cuales no se disponga de un servicio de recolección especial para residuos peligrosos/patogénicos, se deberá seguir el instructivo local.

Para evitar la disposición final en crudo, el material biológico sufrirá el siguiente tratamiento:

a. Sumergir el material biológico a descartar en lavandina al 1% over-night, y nunca menos de 10 hs.

b. Se deberá descartar posteriormente en pozo ciego especial.

c. El material cortopunzante se somete al tratamiento por autoclave según procedimiento de este manual (Pág. 41)

d. Una vez frío y seco se descarta en bolsa negra.

e. Los animales de bioterio serán incinerados según prescripciones municipales locales.

El personal entrenado realizará en todos los caos una atenta una inspección visual respecto del material conformado para su disposición final.

V. Protocolo de contingencia en RP

Ante cualquier contingencia que origine un derrame o pérdida de residuos de origen patogénico, se dispondrán todas las medidas conducentes a limitar la expansión del derrame. Los desperdicios se recogerán con elementos que garanticen la seguridad del operador, por ejemplo, palas o pinzas y serán colocados en bolsas o descartadores, según corresponda. En caso de derrame de fluidos corporales se colocará papel absorbente, que se descartará en bolsa roja y luego se procederá a la limpieza habitual establecida. El personal a cargo del manejo de residuos estará capacitado para atender la emergencia conforme los protocolos establecidos. Los pasos a cumplir en la contingencia, serán:

- Procedimientos de limpieza y desinfección
- Protección del personal
- Reempaque en caso de ruptura de bolsas o recipientes

En caso de fallas en el equipo correspondiente al almacenamiento y tratamiento de residuos, deben implementarse alternativas eficaces y rápidas. Se deberá aislar el área y notificar a la autoridad responsable. Además, se realizará un informe detallado de los hechos acaecidos y de los procedimientos adoptados en consecuencia.

XIV. Higiene en RP

La higiene y mantenimiento de los elementos y ámbitos referidos al acopio de RP, se basa en el cuidado expreso de recipientes y recintos dispuestos a tal fin. Los operadores deben cumplimentar las normas y recomendaciones estipuladas por la autoridad de aplicación y la normativa vigente.

La falta de higiene y la acumulación de líquidos, humedad y restos orgánicos favorecen la formación de reservorios microbiológicos y orgánicos y la proliferación de gérmenes potencialmente infectantes. Se tenderá en todo caso a cumplir con el axioma de que todo aquello que se encuentre limpio, seco y desinfectado no desarrollará gérmenes potencialmente patógenos. . . .

1) La higiene se basará en el cumplimiento de tres pasos:

> a) lavado / fregado con agua jabonosa y/o detergente
>
> b) enjuagado/ secado
>
> c) desinfección con Hipoclorito de Sodio diluido

Cuando se utilizan para la limpieza detergentes desinfectantes (productos de doble acción) no es necesario el proceso de desinfección posterior. Para su uso y dilución se deberán seguir las instrucciones del fabricante.

El uso de guantes resistentes es obligatorio para la protección de quien realiza la limpieza a fin de evitar lesiones en las manos con los productos de limpieza, ingreso al organismo de patógenos o toxinas a través de la piel escoriada y / o el acontecimiento de accidentes de trabajo.

La limpieza siempre seguirá la secuencia desde las áreas limpias a las más sucias.

Se empleará la técnica de arrastre por medios húmedos.

El fregado es la acción más importante, ya que provoca la remoción física de restos orgánicos y microorganismos. En todos los casos se recomendará el fregado unidireccional evitando arrastres y contra-arrastres del material.

No se utilizarán métodos secos (escobas, escobillones, plumeros, rejillas) ya que éstos producen movilización del polvo ambiental y de los residuos sólidos o aerosoles.

La higiene de los recipientes se efectuará posteriormente a la recolección de los residuos y cada vez que sea necesario, eliminando la solución utilizada en la limpieza en inodoros, chateros o similares. La solución de Hipoclorito de Sodio utilizado tendrá una concentración recomendable del 1%. La solución deberá conservarse en envase opaco y cerrado y deberá ser utilizada dentro de las 24 horas de su preparación.

Se debe tener la precaución de no agregar lavandina al detergente, ya que además de producir su inactivación, puede producir el desprendimiento de vapores tóxicos peligrosos para los operadores y residentes.

2) Recomendaciones para los operadores:

- Restringirse a trabajar en su sector en un período necesario hasta concluir su tarea completamente
- Los elementos utilizados en la limpieza de los lugares de almacenamiento deberán ser exclusivos del sector.
- Utilizar vestimenta adecuada (Guardapolvo o delantal, Delantal impermeable para el lavado de recipientes o contenedores, botas impermeables y Guantes resistentes).
- Seguir las pautas de manejo establecidas para materiales de laboratorio
- Concluida la tarea se deberá lavar, desinfectar y colocar los equipos en el lugar destinado para tal fin; Los trapos deberán quedar extendidos para su secado, y los baldes boca abajo.
- Los elementos de protección, deberán ser lavados convenientemente y desinfectados con hipoclorito de sodio; luego se deberán quitar los guantes, descartarlos y lavar las manos según técnica antiséptica.
- El aspecto final deberá ser visiblemente limpio y ordenado.

XV.   Manejo de Bolsas en RP

Manejo Bolsas con residuos patogénicos (recolección y transporte)

Toda manipulación deberá realizarse con barreras protectoras según lo establecido en el punto vestimenta (guantes, barbijos, etc.).

Las bolsas deberán doblarse hacia afuera recubriendo los bordes del recipiente en ¼ de la superficie exterior para evitar la contaminación del mismo.

Se deberán retirar cuando estén llenas en sus ¾ partes, cerrándolas con un precinto. Deberán llevar un rótulo identificatorio que indique lugar, fecha y hora en que fue generado el residuo. Este procedimiento será realizado por el operador dedicado a la recolección quien procederá a colocar una nueva bolsa.

Las bolsas deberán ser tomadas por el cuello sin arrastrar, ni acercarlas al cuerpo.

Luego se colocarán en los recipientes de almacenamiento intermedio o carro de transporte sin forzar su entrada.

Queda prohibida la reutilización de bolsas y el trasvasado de los residuos.

VER POE ANEXO . Pág.65

PREVENCIÓN DE ACCIDENTES

Para la Real Academia Española Accidente es todo "Suceso eventual o acción de que involuntariamente resulta en daño para las personas o las cosas".

A pesar de ocurrir por múltiples causales, las estadísticas demuestran que en su gran mayoría los accidentes acaecen debido a errores humanos. Sólo una pequeña parte son originados en catástrofes debidas a fenómenos naturales o a fallas de materiales o a materiales o equipos cuando se cumplen concienzudamente las normas establecidas para cada actividad y cuando se llevan a cabo los controles rigurosos sobre cada proceso.

Una vez ocurrido un accidente su consecuencia puede ser banal, grave o terminal, por lo tanto, es importante que el accidente no ocurra y para que esto sea así, pesan las buenas prácticas y hábitos de trabajo. También influye en el resultado de una acción el conocimiento y respeto por los riesgos asociados a la actividad.

La ley 24.557 de riesgo del trabajo, considera accidente de trabajo *".... todo acontecimiento súbito y violento ocurrido por el hecho o en ocasión del trabajo, o en el trayecto entre el domicilio del trabajador y el lugar de trabajo, siempre y cuando el damnificado no hubiere interrumpido o alterado dicho trayecto por causas ajenas al trabajo".*

a. Normativas de prevención

El paso del riesgo al accidente no siempre se puede evitar. Desde las intervenciones aleatorias, a los errores intrínsecos, el riesgo nunca será nulo. No obstante, al atender una serie de asuntos involucrados en cada acto o intervención, el riesgo se puede minimizar a niveles muy bajos.

Para alcanzar situaciones de riesgo mínimo se deben seguir las siguientes indicaciones:

- Tener conocimiento de los elementos de riesgo.
- Conocer la forma de manejarlos.
- Adoptar técnicas apropiadas de contención del riesgo.
- Disponer de los elementos necesarios para implementar dichas técnicas.
- Aceptar y aplicar todas las prácticas que la lógica y la experiencia señalan como convenientes.
- Capacitar a quienes poseen menor experiencia en ese quehacer
- No realizar acciones riesgosas reñidas con las prácticas seguras, aunque se cuente con extensa experiencia en el tema.
- No tomar decisiones basadas en tradiciones sin asidero científico.
- Prohibir terminantemente comer, beber, fumar y/o aplicarse fármacos y/o cosméticos en los laboratorios y lugares de práctica
- Respetar la estricta aplicación de las recomendaciones de seguridad.
- Evitar distracciones

b. Estrategia para la reducción de accidentes

La estrategia para la reducción del riesgo de accidentes aconseja:

- Registrar cada accidente: causas, características e historial de los actores
- Evaluar los riesgos
- Usar el método epidemiológico : quién, dónde, cuándo se accidenta, qué tareas realiza, condiciones en que trabaja, si dispone o no de material de protección adecuado, si lo usa o no
- Actuar sobre las causas
- Atender estrictamente las normas y
- Proceder con sumo cuidado en cada intervención del operador.

c. Protocolo de contingencia en accidentes

Cuando por razones ajenas a la voluntad de los involucrados se produce una contingencia, será obligatorio que todos los actores, pero en especial aquellos que detentan niveles de responsabilidad, sepan actuar conforme las normas y recomendaciones, ya que la salud de los afectados depende de la oportuna puesta en práctica de un correcto accionar.

a) Para la atención de accidentes y/o contingencias se aplicará sin excepción el protocolo explícito y difundido que contiene:

- Procedimiento de limpieza y desinfección
- Exámenes médicos para detección presente y a futuro de situaciones de contagio o enfermedad potencial
- Protección del personal
- Reempaque en caso de ruptura de bolsas y recipientes
- Instancias de control de la correcta aplicación de lo establecido en los protocolos
- Archivo de la documentación respaldatoria de todo lo actuado.

b) Procedimiento que se deberá cumplimentar en caso de accidentes sufridos por docentes o alumnos en ámbitos hospitalarios

1) Atención Médica de la Persona Accidentada: La primer acción que se debe ejecutar es proceder a la atención médica del accidentado. (En el servicio o centro donde se produzca) derivar en caso de requerirse mayor complejidad para la resolución del incidente.

2) Comunicación a las autoridades: El docente o responsable a cargo de la unidad, deberá comunicar lo sucedido al nexo del Instituto Universitario de la Salud en ese Hospital. De verificarse hecho, se deberá comunicar al encargado por Sede, dentro de las 24 hs. posteriores al accidente.

3) Registro Documental del hecho: El accidente ocurrido se deberá registrar en:

- Área de Recursos Humanos de la Unidad Hospitalaria o área que ésta en particular determine.

-Prosecretaría del Instituto Universitario de Ciencias de la Salud, con copia al legajo del alumno, mediante acta duplicada firmada en la que consten:

Nombre de la Materia y del Docente responsable del grupo

Datos del alumno accidentado (Nombre, documento de identidad, Matrícula de Estudiante, Dirección, Teléfono.

Descripción del accidente, lugar, hora, testigos presenciales y todo otro dato de interés para la mejor resolución del caso.

En caso de encontrarse involucrada otra persona, fundamentalmente en lo que hace posible transferencia de material biológico potencialmente contaminante, se deberá recabar la mayor cantidad de información dentro de los límites éticos y legales que la circunstancias determinan. (Se procede a realizar el análisis serológico con utilización de consentimiento informado)

De resultar necesario instrumentar tratamiento o medidas de profilaxis, se deberá proceder con la mayor celeridad y minuciosidad en cada uno de los pasos para obtener la mayor efectividad de las medidas y el acceso a la cobertura brindada por la compañía de seguros. Ajustarse al Protocolo establecido en POE 1a, según flujograma, utilizando la planilla de notificación inserta en el mismo anexo.

INCENDIOS

I.   **Prevención**

A fin de evitar este tipo de accidentes es necesario tener en cuenta las siguientes reglas básicas:

- Almacenar líquidos inflamables en recipientes originales en bajo volumen
- Mantener ventilados los ambientes donde se trabaja con líquidos inflamables
- Limpiar con agua y secar inmediatamente luego de un eventual derrame de líquidos inflamables
- No arrojar líquidos inflamables por los desagües
- Disponer de un claro registro sobre la ubicación de los matafuegos a efectos de acceder, en caso de necesidad, al más cercano.

II.   **Clases de fuego**

A los efectos de lograr una adecuada reacción, y una óptima respuesta se deberá determinar fehacientemente :

a.   el tipo de fuego (tabla I) que se ha originado, y en consecuencia

b.   la tecnología del matafuegos (tabla II), que se deberá emplear, conforme las siguientes clasificaciones: **I. Fuegos**

Tipo de fuego	Materiales	Técnica	Matafuegos
Clase A	sólidos : telas, papel, cartón, látex, gomas, madera	Enfriamiento agua	Clase A, ABC o espuma química.
Clase B	líquidos combustibles (pinturas, grasas, solventes, naftas, etc.) o gases	Eliminar aire Evitar reacciones acopladas	BC, ABC, AFFF (espuma química
Clase C	: Fuego de equipos eléctricos de baja tensión	No usar conductores de corriente eléctrica	Clase BC ó ABC. Agua, AFFF y A sólo después de cortar suministro eléctrico
Clase D	Metales combustibles: sodio, potasio, magnesio	Evitar la combustibilidad de los metales	Polvos especiales
Clase K	Grasas o aceites animales o vegetales	refrigerante	Acetato de potasio
Tabla I			

II.   Tipos de Matafuegos

Clase	Función	componente	Materiales
A	Disminución temperatura	Agua	Maderas, Cartones, Telas; Plásticos Gomas
AB	disminución temperatura aíslan comburente y combustible	Espuma	Combustibles gaseosos y orgánicos
AFFF	Protección contra fuegos A y B	Agua- espuma	Materiales A y B
BC	Crea atmósfera inerte por desplazamiento del oxígeno	Dióxido de Carbono	fuegos Clase B o C.
ABC	Extintores de polvo Químico Seco	Interrumpen la reacción de combustión	A, B y C
ABC de gas HCFC 123 (gas Halón o Freón, ecológicos).	Por ser el polvo químico tóxico y oxidante se utiliza esta variedad para equipos electrónicos delicados	Interrumpen la reacción de combustión	Electrónica y equipos delicados
K	Extintor refrigerante	Acetato de Potasio	Sustancias lipídicas

Tabla II.

III.   Utilización Del Matafuegos

Una vez determinado cual es el tipo de matafuegos que se debe utilizar, se deberá operar de la siguiente manera:

a) Girar la llave y quitar el pasador, rompiendo el precinto de seguridad;

b) Dirigir la boquilla a la base de las llamas

c) Apriete con seguridad y pulso firme el gatillo

d) Mantenga siempre el extintor en posición vertical

e) Desplace la boquilla de manera tal a que el agente extintor cubra toda la superficie ígnea

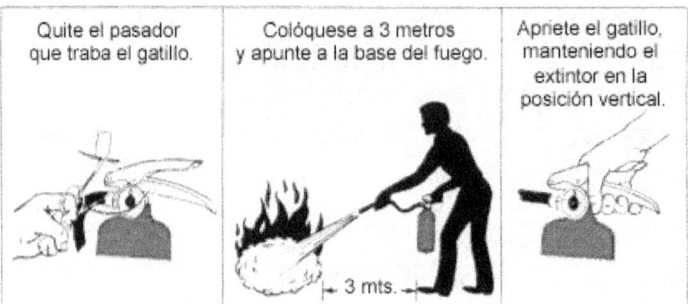

| Quite el pasador que traba el gatillo. | Colóquese a 3 metros y apunte a la base del fuego. | Apriete el gatillo, manteniendo el extintor en la posición vertical. |

IV. Precauciones:

- Si el riesgo aumenta, las llamas no se extinguen o los caminos de salida se ven dificultados, abandone el área hasta la llegada del personal de bomberos.
- Conservar la calma
- Actuar con decisión y responsabilidad, no ingresando a ámbitos sobre los que no tenga control ni autonomía.
- Cortar la electricidad en las áreas involucradas
- Si se recomienda evacuar la zona, analice las vías de escape más viables

Como Actuar en el Área de Incendios

Antes de abrir una puerta verificar su temperatura con el dorso de la mano. Si está muy caliente no se deberá abrir.

Si se decide abrir la puerta, hacerlo lentamente y del lado del picaporte cerca de la pared, nunca de frente;

No se debe utilizar agua para apagar los fuegos eléctricos.

No se debe usar un ascensor como vía de evacuación, pues puede quedar atrapado

Al salir de un edificio se deberá hacerlo por las escaleras de manera lenta y sin cargar objetos

Se deben realizar movimientos lentos evitando la fatiga, ya que en ese caso la demanda de aire será mayor agravada en una atmósfera enrarecida.

Por la misma causa se debe evitar transportar objetos.

En razón de que los gases más tóxicos se desplazan a la parte alta de la habitación, es recomendable trasladarse agachado.

Es recomendable en esos casos taparse nariz y boca con pañuelo húmedo

Si las ropas se encienden, la persona deberá arrojarse al suelo y rodar.

Atrapado en una habitación

Se tratará de obstruir con trapos o frazadas los ingresos de aire, como rendijas cerraduras.

Se deben cerrar puertas y ventanas para disminuir la ventilación.

Las personas encerradas deberán realizar movimientos agitando objetos que alerten sobre su situación.

VER POE. Anexo 1d. Pág.68

SEGURIDAD ELECTRICA

La Electricidad es un agente físico presente en materiales conductores que bajo ciertas condiciones especiales se manifiesta como una diferencia de potencial entre dos puntos de dicha materia.

La corriente eléctrica se clasifica en :

Corriente continua: La tensión, la intensidad y la resistencia son constantes.

Corriente alterna: La tensión varía en forma periódica en función del tiempo. La monofásica tiene un voltaje de 220 y la trifásica de 380 V. Téngase en cuenta que algunos equipos vienen para voltajes de 110 y en consecuencia se deben utilizar transformadores para no dañarlos

Niveles de tensión

Los niveles de tensión se deben tener en cuenta en relación a los riesgos de accidente que pueden originar. Son

Muy baja tensión (MBT): Corresponde a las tensiones hasta 50 V.

Baja tensión (BT): Corresponde a tensiones por encima de 50 V., y hasta 1000 V,.

Media tensión (MT): Corresponde a tensiones por encima de 1000 V. y hasta 33000 V. inclusive.

Alta tensión (AT): Corresponde a tensiones por encima de 33000 V. en corriente continua o equivalentes para alterna

Tensión de seguridad: En los ambientes secos y húmedos se considerará como tensión de seguridad hasta 24 V. respecto a tierra.

Riesgo Eléctrico

La causa por la cual la electricidad se constituye en un peligro para la integridad física del individuo, se basan en las siguientes razones

Es imperceptible a los sentidos

No es perceptible para los sentidos

Al tacto puede ser mortal

Los efectos que pueden producir los accidentes de origen eléctrico dependen:

Intensidad de la corriente.

- Resistencia eléctrica del cuerpo humano.
- Tensión de la corriente.
- Frecuencia y forma del accidente.
- Tiempo de contacto.
- Trayectoria de la corriente en el cuerpo.

Todo accidente eléctrico tiene origen en un defecto de aislamiento y la persona se transforma en una vía de descarga a tierra.

Cualquier lesión debida a la electricidad es potencialmente grave, tanto si se ha producido por alta tensión como por la tensión doméstica de 220 voltios.

El cuerpo actúa como intermediario entre el conductor eléctrico y la tierra, pasando la corriente por todos los tejidos y causando las lesiones a los mismos, pudiendo llegar a ocasionar la muerte por paro cardiorrespiratorio.

El shock que produce en el individuo la corriente eléctrica, que entra y sale del cuerpo, puede derribarlo, provocarle la pérdida de conciencia o incluso cortarle la respiración e interrumpir los latidos cardíacos.

La electricidad se extiende a todos los tejidos del cuerpo y llega a causar daños profundos y generalizados, aun cuando exteriormente la piel no muestre más que una pequeña señal en el punto de contacto con la corriente.

Si la electrocución se da por baja tensión (110-220 volts)es necesario que la víctima toque al conductor para que se genere el daño, por el contrario, si es de alta tensión (más de 1000 volts), no es necesario el contacto directo, ya que antes de que llegue a tocarlo, salta espontáneamente un arco eléctrico y se produce la electrocución.   (por ej. En tubos de imagen presentes en televisores, monitores de PC, carteles luminosos, luces de neón, todos esto a su vez pueden mantener tensiones entre los 4000 y 17000 volts, aun luego de desconectados).

Las distancias de seguridad se encuentran tabuladas en el siguiente protocolo:

#	Nivel De Tensión	Distancia Mínima
1	0 a 50 V	Ninguna
2	Mas de 50 V a 1 KV	0,80 m
3	Más de 1 KV a 33 KV	0.80 con pantalla
4	Más de 33 KV a 66 KV	0.90 m
5	Más de 66 KV a 132 KV	1.50 m
6	Más de 132 KV a 150 KV	1,65 m
7	Más de 150 KV a 220 KV	2.10 m
8	Más de 220 KV a 330 KV	2.90 m
9	Más de 330 KV a 500 KV	3.60 m

IV. REGLAS DE SEGURIDAD Y PRECAUCIÓN ELECTRICAS:

- Todo circuito lleva corriente eléctrica hasta que se demuestre lo contrario
- Los tableros eléctricos sólo serán manipulados por personal capacitado
- Utilizar siempre vestimenta de seguridad (guantes, calzado aislador, protectores visuales y ropa adecuada.
- Nunca se debe trabajar en circuitos con tensión eléctrica
- Señalizar las zonas de peligro
- Los circuitos deben ser realizados bajo norma estricta y se debe asegurar la conexión a tierra adecuada de todos los equipos
- Nunca dejar conductores desnudos expuestos
- Tratar de que todos los circuitos sean íntegros, evitando los empalmes innecesarios.
- Instalar siempre disyuntores diferenciales conforme cargas y tensiones.
- Evitar contacto de cables con sustancias disolventes o que dañen la integridad del aislamiento
- No realizar acciones operativas que no se adecuen a normas
- Utilizar en las operaciones eléctricas personal capacitado
- Respetar las distancias conforme tensiones
- No realizar acciones distractivas sobre los operarios
- Evitar contactos con material conductor como herramientas o escaleras metálicas y sin aislamiento

Operatoria:

Toda persona debe dar cuenta al correspondiente supervisor de los trabajos a realizar y debe obtener el permiso correspondiente.

Debe avisar de cualquier condición insegura que observe en su trabajo y advertir de cualquier defecto en los materiales o herramientas a utilizar.

Prevención:

La prevención del shock eléctrico se fundamenta en ciertas reglas básicas:

- Verificar que las conexiones se realicen en tomas con descarga a tierra
- No manipular el instrumental eléctrico con las manos húmedas o mojadas
- Efectuar un control técnico periódico
- Utilizar los aparatos eléctricos conforme a normas
- Evitar la sobrecarga de líneas
- Evitar conexiones inapropiadas
- Controlar periódicamente la integridad de los tomacorrientes, de los cables y de las conexiones.
- Evitar filtraciones y acúmulos de humedad
- Evitar falsos contactos y otras fuentes potenciales de cortocircuitos

En caso de Shock eléctrico

- Llamar al médico en forma inmediata
- Cortar el suministro eléctrico
- No tocar a la víctima si aún está en contacto con la fuente
- Realizar maniobras de RCP

CONTAMINACIÓN

1. QUIMICA Y BIOLOGICA

I. Prevención:

A fin de evitar estos accidentes es necesario tener en cuenta estas reglas básicas:

- Mantener las drogas y reactivos químicos fuera del alcance de las personas ajenas a los laboratorios
- Mantener capacitado al personal afectado al área de los laboratorios
- Mantener el orden y la limpieza en los laboratorios
- No permitir la entrada de niños a los laboratorios
- Asegurar la provisión electricidad adecuada
- Considerar que todas las muestras son potencialmente infecto-contagiosas y por ende tratarlas como tal.
- Trabajar bajo campana para el uso de sustancias volátiles irritantes, tóxicas o con mal olor

II. En caso de contaminación química y/o bacteriológica:

- Informar al superior más cercano
- Delimitar el área afectada y rotularla convenientemente
- Proceder a la evacuación del resto del personal dentro del laboratorio
- Lavar el área afectada con abundante agua fría (excepto en caso de derrame de ácidos)
- Comunicarse con el centro de toxicología más cercano para recibir instrucciones y conocer el antídoto
- Proceder a la desinfección de las áreas contaminadas Aplicar medidas de primeros auxilios
- Proceder a la desinfección de las áreas contaminadas
- Aplicar medidas de primeros auxilios

BIBLIOGRAFÍA Y LEGISLACIÓN APLICABLES

- Digesto de Normas, Disposiciones y Recomendaciones emitidos por los Centros de Control de Infecciones (C.D.C.) de los Estados Unidos y posteriormente aprobados por la Organización Mundial de la Salud (1993, 1997, 2005)
- Manual de Bioseguridad en el Laboratorio. 3º Ed. OMS. Ginebra 2005 Ley 11.347. Residuos Patogénicos. Prov. Buenos Aires
- Decreto Reglamentario Ley 11.347. Decreto 450 / 94. Provincia de Buenos Aires.
- Residuos Peligrosos. Ley 24.051. República Argentina.
- Residuos Peligrosos. Decreto 831/93. Reglamentación de la Ley 24.051.
- Ley Nº 154 Gobierno de la Ciudad Autónoma de Buenos Aires, por la Comisión de Salud de la Legislatura de la Ciudad de Buenos Aires Año 1999 y su
- Decreto Reglamentario 1886/2001
- Norma Oficial Mexicana NOM-087-ECOL-1995. Publicada en el D.O.F. de fecha 7 de noviembre de 1995. Aclaración: 12 de junio de 1996.
- Norma IRAM 80058-2. Transporte de materiales biológicos: Plan de contingencia en el transporte de materiales biológicos. Publicación del Instituto Argentino de Normalización. Buenos Aires. 21 de agosto de 1998.
- Asociación de enfermeros en control de infecciones - Argentina - Revista "Visión" Normas de lavado de manos - Volumen 2 numero 4 febrero 1998.
- Anteproyecto de reglamentación de tratamiento de residuos patológicos del Ministerio de Salud y Acción Social Secretaria de Salud Resolución Número 0349. Buenos Aires 10 de diciembre de 1994. Asociación de enfermeros en control de infecciones – Argentina - Revista "Visión" Selección y uso de desinfectantes Pago. 4. septiembre 1997 Número 2 Volumen 2.
- Adecuado manejo de residuos de establecimientos de salud Manual práctico editado por A. Pruess E. Giroult P. Rushbrok (traducido por la Asociación para el estudio de residuos sólidos) para la Organización Mundial de la Salud. Buenos Aires 1998.
- Boletín b e h a de epidemiología hospitalaria y de control de infecciones del Hospital Alemán Residuos Hospitalarios septiembre 1998 Año 1 Número 3.
- Diccionario de Medicina Mosby Edición 1995 Océano Grupo Editorial. Folleto ilustrativo de descartadores fabricado por Inter-Life s. r. l.
- Guía del Primer Encuentro de Coordinadores de Gestión de Residuos Hospitalarios Secretaría de Salud del Gobierno de la Ciudad Autónoma de Buenos Aires - Arquitecto Jorge Maceratesi setiembre 1998.
- Guía para el manejo interno de residuos sólidos Año 1996.
- Guía para la gestión de residuos patogénicos Año 1997.
- Guía para el manejo interno de residuos años 1997.l e p i s.
- Guía argentina de gestión de residuos hospitalarios - Ingeniero Carlos G. Barbieri. Pág 36 y 37.
- Ley de procedimiento jurídico – administrativo de evaluación de impacto ambiental Legislatura de la Ciudad Autónoma de Buenos Aires 1998. Manejo de desechos en países en desarrollo o.p.s / o. m. s. Washington d. c. octubre 1996. Normas de bioseguridad y control de infecciones hospitalarias Secretaría de Salud Pública y Medio Ambiente m. c. b. a. octubre 1987- Normativa para depósito de residuos hospitalarios Dirección de Desarrollo de Proyectos.
- Normas técnicas nacionales sobre el manejo de residuos biopatológicos de unidades de atención de la salud Resolución Nº 349/94. Ministerio de Salud y Acción Social, Secret de Programas de Salud. 1997.
- Nuestro hospital - Residuos Patogénicos o Infecciosos - Dr. H. E. Laplume Jefe del servicio de Medicina Preventiva. Volumen 1 pág: 90 - 91- diciembre 1997.
- Publicación Numero 1 de Fudesa Suplemento Especial Sistema de información para manejo de materiales peligrosos - noviembre 1998.
- Proyecto de Ley sobre Residuos Infecciosos Gobierno de la Ciudad Autónoma de Buenos Aires.

- Recomendaciones de higiene hospitalaria del Ministerio de Salud y Acción Social. 1998.
- Residuo Hospitalario de Grahan a. j. aylifee.
- Recomendación de bioseguridad para laboratorios de diagnóstico e investigación que trabajen con materiales biológicos Resolución nº 228/93 Anexo II Ministerio de Salud y Acción Social 1995.
- Residuos de hospital Nastes agosto 1997. re. Pindey.
- Seminario salud y seguridad en el tratamiento y disposición final de residuos hospitalarios y/o peligrosos. Centro Americano de Estudios de Seg. Social, Salud en el Trabajo, Mejico, d.f. junio 1995.
- Seminario sobre residuos patogénicos Año 1994. Sociedad Argentina de Infectología - Recomendaciones de higiene hospitalaria 1998.
- Sociedad Argentina de Infectología - Normas para el manejo de los residuos hospitalarios 1998.
- Manual de ARS (Asociación de Residuos Sólidos)
- Manual del Sanatorio Mater Dei.
- Ley 24557 de Riesgos de Trabajo. Introducción. Alcance. Objetivos.
- Ley 19587. Higiene y Seguridad del Trabajo.
- Ambrosio, Ana M y col. Procedimientos de seguridad en el manejo de material biológico. ; Acta Bioquímica Clínica Latinoamericana. FABA. Suplemento 1- 2001.
- Lucero, Nidia y col. Manual de Bioseguridad para Técnicos de Laboratorio.; Acta Bioquímica Clínica Latinoamericana. FABA. Suplemento 2- 1992.
- Manual de Bioseguridad en el Laboratorio. 3º Ed. OMS. Ginebra 2005.Módulo III
- Ley Nª 19587, Higiene y Seguridad en el Trabajo.
- Sznak, L; Micucci H; Proyecto de prestaciones profesionales vinculadas a la Ley 24.557 sobre riesgos de Trabajo. FABA. 1999.
- Miccuci, H; Residuos Patogénicos. Normativas Generales de la Legislación de Residuos Patogénicos y sugerencias al respecto.
- Canadian Council on Animal Care – Guide to the Care and Animal Use of Experimental, Vol I and II. 1984
- Center for Disease Control and Prevention e National Institutes of Health. 1993. Biosafety in Microbiological and Biomedical Laboratories. 3rd ed. HHS publication n° 93-8359 (CDC). Washington, D.C. U.S. Government Printing Office.
- Colégio Brasileiro de Experimentação Animal / COBEA – Manual para Técnicos em Bioterismo, 1996.
- Comissão Técnica Nacional de Biossegurança, Instrução Normativa n0 2, Dispõe sobre a classificação de riscos de Organismos Geneticamente Modificados (OGM) e os níveis de biossegurança a serem aplicados nas atividades e projetos com OGM e seus derivados em contenção
- Clough,G. and Gamble, M.R. – Medical Research Council – Laboratory Animal Center -Laboratory Animal House, 1976.
- Guide to de care and Use of Laboratory Animal. 1996. National Research Council.
- Majerowicz. J. Boas Práticas em Biotérios e Biossegurança. Rio de Janeiro: Interciência. 2008, v.1. p.173
- Majerowicz. J. Formas para Controlar a Alergia em Biotérios. Controle de Contaminação. , v.53, p.34 - 38, 2003.
- Molinaro, E; Majerowicz, J; Valle S. Biossegurança em Biotério. Rio de Janeiro: Interciência, 2007, v.1. p.226.
- National Academy of Science – Support Personel for Animal Research, 1969. National Research Council. 1999. Guia para el Cuidado y Uso de los Animales de Laboratório. NW, Washington, 146 p.
- Organización Mundial de la Salud – Guia para el Transporte Seguro de Substancias Infecciosas y Especímenes Diagnósticos, 1997.
- Seamer, J.H. and Wood, M. – Safety in the Animal House, 1981.
- World Health Organization, Laboratory Biosafety Manual – Second Edition. U.S. Department of Health, Education and Welfare (1997) – Guide for the care and Use of laboratory Animal.
- . Norma IRAM 80059 (La Norma IRAM 80059 Biosafety levels in microbiology. The IRAM 80059 Norm)

ANEXOS

ANEXO 1

PROCEDIMIENTOS OPERATIVOS ESTÁNDARES POES

PROCEDIMIENTOS EN ACCIDENTES INFECTO- CONTAGIOSOS

FUNDACION BARCELO	*PORP-001*
INSTITUTO UNIVERSITARIO DE CIENCIAS DE LA SALUD	
	VERSION 00
PROTOCOLO DE CONTINGENCIA. ACCIDENTES INFECTOCONTAGIOSOS	

Objetivo	Documentación de la puesta en práctica, oportuna y conforme a las normas, de las acciones a seguir frente a un accidente en el laboratorio del Instituto Universitario de Ciencias de la Salud.
Alcance	Toda persona involucrada en un accidente corto punzante o por salpicadura de fluido biológico, dentro del área de Laboratorio del Instituto Universitario de Ciencias de la Salud o de los servicios de prácticas de alumnos (quirófanos, salas, consultorios, guardias en centros de salud u hospitales)
Responsables	Docente a cargo de la Unidad, Prosecretario de Planificación, Área de Recursos Humanos de la Unidad Hospitalaria,
Procedimiento	1. Ante corte o punción estimular el sangrado y proceder al lavado de la zona afectada con abundante agua y jabón antiséptico. 2. En caso de salpicaduras de mucosa ocular, nasal o bucal se deberá lavar con abundante agua. No utilizar productos abrasivos. 3. Realizar los cuidados primarios al accidentado. Derivar en caso de requerir atención no brindada en el servicio. 4. El responsable en servicio del IUCS debe notificar el accidente dentro de las 24 hs al responsable médico del lugar de prácticas y a la Sede IUCS : Responsable por Sede (RS) 5. RS realiza ACTA DE DERIVACION AL SERVICIO TERCERIZADO donde queda documentado el hecho y en el cual consta: • Nombre del alumno accidentado • Documento de Identidad. • Matrícula del Estudiante. • Dirección /Teléfono. • Antecedentes: Vacunación, cirugías, transfusiones. • Descripción del accidente: lugar, hora, testigos presenciales, tipo de material, tiempo de exposición. • Datos e informes del individuo emisor potencialmente contaminante. 6. Establecida la conducta a aplicar INDICADA por el prestador externo, éste emite informe confidencial al IUCS para el seguimiento posterior del hecho y HASTA TANTO SE PRODUZCA EL ALTA DEFINITIVA. En caso de positividad HIV se siguen las prescripciones normativas nacionales. 7. Cada encargado de sede remite informe a Prosecretaría de Planificación para la elaboración del registro general y los informes internos y externos. 8. En caso de verificarse patologías o daños derivados del hecho, se pone en conocimiento de Secretaría General (Ámbito Legal) y Secretaría Académica (Ámbito Académico), a efectos de determinar conductas a aplicar en cada caso. 9. El responsable de la Sede IUCS notifica a la Compañía de Seguros, UNA VEZ CONSTATADOS TODOS LOS RUBROS INTERVINIENTES y al alumno una vez cerrado el caso. 10. Los responsables de las Sedes regionales deben remitir informes al responsable de la Sede Buenos Aires para la conformación de un registro único (RU).

	11. Se remite el acta final a legajo de alumno.
Formularios y registros	• Ficha de Notificación Obligatoria por accidentes con patógenos.
	• Consentimiento Informado
Normativa	Ley 23798/90
	Ley 24151/92 y otras
Listado de distribución	Alumnos. Docente a cargo de las Unidades, Encargados de Sedes, Prosecretario de Planificación, Responsable de Recursos Humanos de la Unidad Hospitalaria,

FLUJOGRAMA

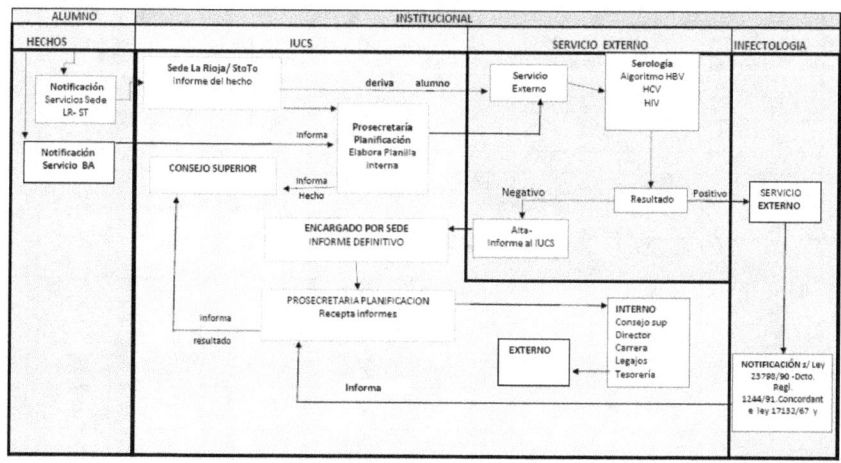

FORMULARIO INTERNO ACCIDENTE INFECTO-CONTAGIOSO

					Fecha		Hora	
Ámbito de Práctica	Servicio				Fecha		Hora	
	Derivante				Docente a cargo			
Datos del Alumno	Nombre y Apellido				Edad			
	D.N.I.				Carrera			
	Serología previa	Si O		No O				
Vacunas	Hepatitis	Tétanos		Otras	**Observación**			
	Completa O	Completa O						
	Incompleta O	Incompleta O						
	No posee O	No posee O						

	Agente		Tipología		Material		Actividad		Lesión en	
Accidente	Bisturí	O	Corte	O	Sangre	O	Cirugía	O	Mano/Brazo	O
	Aguja	O	Punción	O	Suero/Plasma	O	Laboratorio .	O	Dedo/s	O
	Trócar	O	Contacto	O	Tejido/órgano.	O	Extracción material	O	Rostro	O
	Fluido	O	Derrame	O	Semen/Flujo .	O	Tratamiento	O	Ojos	O
	Micrótomo	O	Salpicadura	O	Liq. Punción	O	Manejo de Residuos	O	Boca	O
Otros										

Fuente / origen	Nombre				
	Edad		Diagnóstico		

....

   Firma Alumno   Firma Responsable en Servicio

PROCEDIMIENTOS EN RESIDUOS PELIGROSOS

FUNDACION BARCELO INSTITUTO UNIVERSITARIO DE CIENCIAS DE LA SALUD	PORP-001
PROTOCOLO DE CONTINGENCIA. MANEJO DE RESIDUOS PATOGENICOS	VERSION 00

Objetivo	Documentación para la puesta en práctica, conforme a las normas, de las acciones para la identificación, segregación y disposición controlada de residuos patogénicos en el laboratorio del Instituto Universitario de Ciencias de la Salud.
Alcance	Todo material potencialmente patogénico, según Decreto 706 GCABA/ 05, generado dentro del área de Laboratorio del Instituto Universitario de Ciencias de la Salud.
Responsables	Docente a cargo de la Unidad, Prosecretario de Planificación, Responsable técnico, Representante técnico,

Procedimiento	1. *SEGREGACIÓN*: Se considera residuo patogénico:
	• Elementos cortantes y punzantes usados.
	• Deshechos y material descartable de intervenciones quirúrgicas, autopsias o biopsias (Nivel de riesgo 3 y 4 IRAM 80059).
	• Deshechos de aislamientos infeccioso (Nivel de riesgo 3 y 4 IRAM 80059)
	• Sangre y hemoderivados.
	• Cultivos de laboratorio.
	• Vacunas a virus vivos.
	• Pipetas y jeringas(Nivel de riesgo 3 y 4 IRAM 80059)
	
	2. *ELEMENTOS DE CONTENCIÓN:*
	  DESCARTADOR DE CORTOPUNZANTES:
	• Se descartarán todos los objetos con capacidad de cortar o penetrar tejido animal o humano: Agujas, lancetas, hojas de bisturí.
	• Los elementos cortopunzantes deben ser desechados inmediatamente luego de su uso.
	• Las agujas no deben ser reencapuchadas, doblarse ni tirar directamente en la bolsa.
	• No debe forzarse el ingreso de una aguja o similar en un descartador que esté lleno.
	  CAJA O DESCARTADORES PARA VIDRIO:
	• Se utilizarán para el descarte de ampollas, frascos y trozos de vidrio.
	• Los descartadores no contaminados se dispondrán en bolsa negra.
	• Los descartadores presumiblemente contaminados se dispondrán en bolsa roja.
	  BOLSAS rojas y negras opacas y con el micronaje según el volumen
	• Deben colocarse en recipientes en el lugar más cercano al área de generación.
	• Las *BOLSAS ROJAS* son únicamente para residuos patogénicos.
	• Las *BOLSAS ROJAS* deben precintarse cuando se encuentren llenas en sus ¾ partes de su volumen.
	• La *BOLSA ROJA* utilizada para el acopio o almacenamiento final deberá ser identificada con etiqueta.
	• En *BOLSA NEGRA* se desecharán residuos ordinarios, inertes (plásticos), reciclables (papel).
	
	3. *PROTOCOLO DE CONTINGENCIA POR DERRAME*
	• Ante accidente por rotura de envase y derrame de material biológico proceder de acuerdo a protocolo de bioseguridad utilizando guantes.
	• Se deberá aislar la zona evitando la extensión del derrame colocando papel absorbente.
	• Descartar en bolsa roja.

	• Descontaminar con Hipoclorito de Sodio al 10%. • Los desperdicios se recogerán con pinzas para descartar en envase rígido o bolsa roja según corresponda. • Si el personal ha sido afectado actuar según lo previsto en el POA-01
Normativa	Decreto 1886- GCABA-01 Ley 747 (18/03/02) Modifica Ley 154 GCABA Decreto 706-GCABA-07
Listado de distribución	Alumnos. Docente a cargo de las Unidades, Prosecretario de Planificación, Responsable Técnico

Redactado Fecha	Revisado	Aprobado

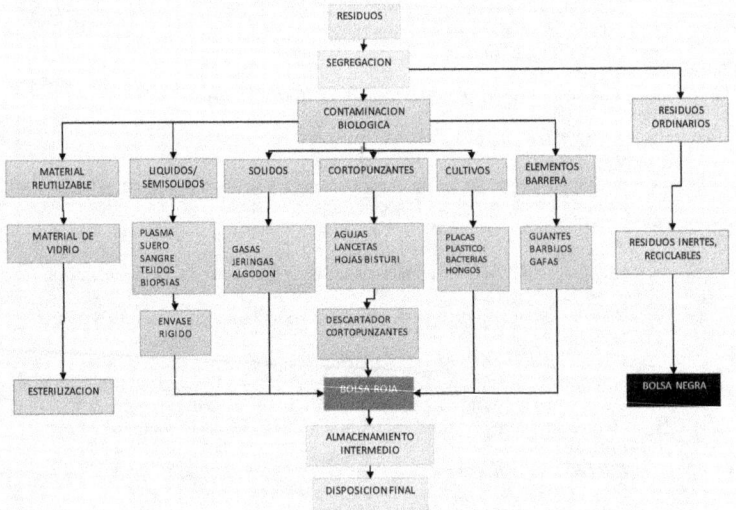

MANEJO DE RESIDUOS PATOGENICOS

PROCEDIMIENTOS EN RIESGO ELÉCTRICO

FUNDACION BARCELO	*PORE-001*
INSTITUTO UNIVERSITARIO DE CIENCIAS DE LA SALUD	
PROTOCOLO DE CONTINENCIA FRENTE A RIESGO ELÉCTRICO	*VERSION 00*

Objetivo	Documentación de la puesta en práctica, oportuna y conforme a las normas, de las acciones a seguir para prevenir y actuar frente a un riesgo eléctrico en el laboratorio del Instituto Universitario de Ciencias de la Salud.
Alcance	Toda situación de riesgo eléctrico producida dentro del área de Laboratorio del Instituto Universitario de Ciencias de la Salud
Responsables	Docente a cargo de la Unidad, Prosecretario de Planificación, Responsable Técnico,

Procedimiento	*PREVENCIÓN*
	• Verificar que las conexiones se realicen en tomas con descarga a tierra.
	• No manipular material eléctrico con manos húmedas o mojadas.
	• Efectuar un control técnico periódico.
	• Utilizar aparatos eléctricos conforme a normas.
	• Evitar sobrecarga en líneas.
	• Controlar periódicamente la integridad de cables, tomacorrientes y conexiones.
	• Evitar filtraciones y acúmulos de humedad.
	• No desconectar aparatos o equipos tirando del cable.
	• Verificar la presencia de interruptores Termomagnéticos y Diferencial.
	
	ACCION DE EMERGENCIA FRENTE A SHOCK ELECTRICO
	• Avisar urgentemente al responsable de la unidad del IUCS.
	• Tener presente que el electrocutado es un conductor eléctrico.
	• Interrumpir de inmediato el paso de corriente
	    Desconectando el conductor causante de la descarga.
	    Mediante el dispositivo interruptor diferencial.
	• Si no puede actuar sobre los interruptores aislarse debidamente con calzado y guantes de goma o subiendo a una tabla de madera.
	• Si el accidentado queda unido al conductor eléctrico, actuar sobre este último, separándole la víctima por medio de una vara aislante o palo de madera seca.
	• Cuando el lesionado quede tendido encima del conductor, envolverle los pies con ropa o tela seca, tirar de la víctima por los pies con la vara o el palo, cuidando que el conductor de corriente no sea arrastrado también.
	• Realizar maniobras de RCP.

Formularios y registros	• Registro de accidentes e Incidentes.
Normativa	• Ley de Seguridad e Higiene del Trabajo 19587 Art 4. • IRAM 4220/ Serie IEC 60601 Equipos médicos eléctricos.
Listado de distribución	Alumnos. Docente a cargo de las Unidades, Prosecretario de Planificación, Responsable Técnico, Jefe de Seguridad

Redactado	Revisado	Aprobado
Fecha		

PROCEDIMIENTOS EN INCENDIOS

FUNDACION BARCELO INSTITUTO UNIVERSITARIO DE CIENCIAS DE LA SALUD	PO-IN-001
PROTOCOLO DE CONTINGENCIA POR INCENDIO	VERSION 00

Objetivo	Documentación de la puesta en práctica, oportuna y conforme a las normas, de las acciones para prevenir, impedir o limitar la propagación de un incendio y eventual evacuación.
Alcance	Toda situación de riesgo por incendio producida dentro del área de Laboratorio del Instituto Universitario de Ciencias de la Salud.
Responsables	Docente a cargo de la Unidad, Prosecretario de Planificación, Jefe de Seguridad, Jefe Técnico,
Procedimiento	*PREVENCIÓN* • Mantenga siempre orden y limpieza. • Evite acumular materiales combustibles especialmente alrededor de los equipos eléctricos. • No sobrecargar los tomas eléctricos. • No fumar. • Al detectar cualquier anomalía en las instalaciones eléctricas o de protección contra incendio, comuníquelo al docente a cargo. • No obstaculizar los recorridos y salidas de evacuación así como la señalización y el acceso a extintores, hidrantes o tableros eléctricos. • Identifique los extintores y las vías de evacuación. *EXTINCION* • Avisar inmediatamente al responsable de la unidad de IUCS. • Si está capacitado con los medios de extinción adecuados y sin poner en peligro su integridad física, intente extinguir el incendio. • Utilice el tipo de matafuego adecuado al tipo de fuego. • Trasladar el extintor hasta el lugar del incendio. • Colocarse de frente al fuego a 3 metros de distancia aproximadamente. • Girar la llave y quitar el pasador rompiendo el precinto de seguridad. • Dirigir la boquilla hacia la base de la llama. • Apretar con seguridad y pulso firme el gatillo. • El equipo se descarga totalmente en alrededor de 30 segundos. • Mantener el extintor siempre en posición vertical. • Desplazar el extintor de tal forma que el agente extintor barra toda la superficie ígnea.

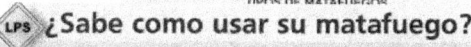

¿Sabe como usar su matafuego?

TIPOS DE MATAFUEGOS

Recuerde los tipos de fuego	Operación

 SOLIDOS

Madera, papel, género
y otros materiales ordinarios

 LIQUIDOS

Nafta, aceite, pinturas
y otros líquidos inflamables

 ELECTRICOS

Motores y tableros eléctricos

Utilice el matafuego adecuado al
tipo de fuego. Los identificados
con las letras A, B, C, sirven para
todos los fuegos.

Retire la traba de seguridad, que se
coloca para evitar su uso accidental.

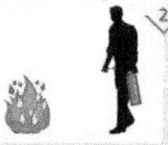

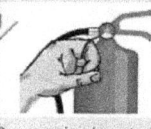

Colóquese a 3 m. aproximadamente del
fuego. Al aire libre, a favor del viento.

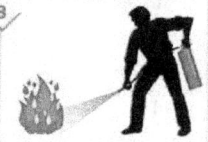

Accione la palanca, dirigiendo
el chorro a la base del fuego con
movimiento suave de "barrido".

Recuerde

Si el matafuego tiene manómetro,
debe indicar dentro del sector verde.
Si está en el sector rojo, no tiene
presión. Déjelo y tome otro.

Actúe con calma y decididamente, el
equipo se descarga completamente
en alrededor de 30 segundos.

- A los efectos de una adecuada reacción, pautas para elegir el tipo de matafuego:

EVACUACION
- Mantener la calma.
- Ubicar la salida de emergencia.
- No utilizar ascensores.
- No subir escaleras.
- No transportar bultos.
- No correr. Camina con paso rápido y en fila de a uno.
- Antes de abrir una puerta, tocarla con el dorso de la mano. Si está caliente **NO ABRIR.**
- Ante la presencia de humo, desplazarse en cuclillas, cubriéndose la boca y nariz con un trapo mojado.
- No regresar al edificio una vez abandonado.
- Si se encienden las ropas tírese al suelo y ruede sobre su cuerpo.
- *SI SE ENCUENTRA ATRAPADO EN UNA HABITACIÓN:*
  - Tapar con trapos los ingresos de aire: rejillas, cerraduras.
  - Cerrar puertas y ventanas para evitar la circulación de aire.
  - Agitar un objeto visible para ser observado desde el exterior.

TELEFONO BOMBEROS: 100

Formularios y registros	• Registro de Accidentes e Incidentes. • Organigrama de evacuación.
Normativa	Ley de Seguridad e Higiene del Trabajo 19587 Art 4.
Listado de distribución	Alumnos. Docente a cargo de las Unidades, Prosecretario de Planificación, Responsable de Seguridad, Responsable Técnico,
Redactado Fecha	Revisado	Aprobado

ANEXO 2 – NIVELES DE BIOSEGURIDAD

Niveles de Bioseguridad

Los grupos de Riesgo se establecen para el trabajo en laboratorio. De acuerdo con la peligrosidad de cada microorganismo, se establece un nivel de riesgo, el cual, lleva en concomitancia el nivel de bioseguridad que se debe observar en los procedimientos los requerimientos que debe cumplir cada uno de ellos.

Nivel	Riesgo Individual	Riesgo Poblacional	Microorganismos	Prácticas	Equipos de seguridad
1	escaso	escaso	Patogenicidad escasa o nula	Mesada (TMA)	Ninguno
2	Moderado	Bajo	Pueden provocar enfermedades individuales pero poco riesgosas	Mesada Señales de riesgo biológico	Guardapolvo – guante – protectores oculares
3	Elevado	Bajo	Provocan enfermedades pero no se propagan	Mesada y bajo campana Nivel de contención	Campana y otros medios Filtros
4	Elevado	Elevado	Provocan patologías y son muy transmisibles	Cámara de entrada Cierres herméticos Duchas y eliminación de residuos	Cabinas de Clase II, trajes presurizados Autoclavado de doble puerta transpared Aire filtrado

Anexo 3
Botiquín de Primeros Auxilios

Contendrá los elementos básicos y esenciales para proveer la aplicación de medidas recomendadas para el tratamiento inicial en casos de emergencias y accidentes

Botiquín: debe ser de material rígido, aislante, sin polvo ni humedad, **Contendrá:**

- Hoja de instrucciones orientativas y generalidades de acción
- Apósitos estériles individuales, 5x5, 10 x10 y 20x20
- Cinta adhesiva hipoalergénica diferentes anchos
- Parches oculares estériles adhesivos
- Vendas triangulares
- Compresas estériles para heridas y quemaduras
- Manual de primeros auxilios
- Alcohol de 95º
- Agua Oxigenada
- Antisépticos
- Gasas para respiración boca a boca
- Guantes y otras barreras de protección contra fluidos
- Estuches de limpieza
- Líquido para lavado ocular

e Inmunizaciones

- Doble Bacteriana (Tétanos – Difteria)
- Hepatitis B
- Correlacionada con el material del riesgo

ANEXO 4
EQUIPOS DE PROTECCIÓN PERSONAL

Equipo	Peligro	Características
Batas- Guardapolvos	Contaminación de ropa y cuerpo	Cubrir ropa de calle
Antiparras o anteojos	Proyección de fluidos	Protección frontal óptica con protección lateral
Mascarillas respiratorias	Aerosoles	Desechables o con filtro de aire
Guantes	Contacto de bacterias hongos virus o parásitos	De látex o poliméricos hipoalergénicos

Anexo 5

SEGURIDAD DEL MATERIAL

ELEMENTO	RIESGO	PREVENCIÓN
Agujas Hipodérmicas	Inoculación Aerosol Derrama	No reencapuchar ni doblar Evitar presión elevada y salpicaduras
Centrífugas	Aerosoles Salpicaduras Rotura de tubos	Usar rotores herméticos No abrir antes de concluir el giro
Baños de Agua	Proliferación de microorganismos Riesgo eléctrico Explosiones químicas o reacciones exergónicas	Correcto aislamiento y toma a tierra Reemplazo periódico de agua con equipo desenchufado No utilizar azida sódica como desinfectante
Estufas de cultivo	Contaminación y dispersión Choque eléctrico	Verificar aislamiento y toma a tierra Evitar derrame de cultivos Descontaminación periódica con equipo desenchufado No utilizar hipoclorito sobre el metal
Estufa de esterilización	Choque eléctrico Quemaduras	Operativizar el material una vez enfriado No utilizar hipoclorito sobre el metal

Anexo 6
DROGAS PELIGROSAS: MANEJO PRECAUTORIO

Compuesto	Peligro	Inflamable	Precaución
Acetaldehído	Irritante piel y mucosas	Muy inflamable a 39ºC	Bajo campana con medidas de barrera No mezclar con oxidantes
Ácido Acético	Cáustico	Si a 40ºC	No mezclar con oxidantes
Anhídrido Acético	Irritante cáustico de vías aéreas y ocular	Inflamable con vapores tóxicos 49ºC	Reacciona con agua caliente y metales No mezclar con aminas ni alcoholes
Acetona	Irritante ligero de mucosas. Inhalado produce mareos, narcosis y hasta coma	Muy inflamable y explosivo	Evitar contacto con electricidad estática, cables desnudos y defectos de conexión a tierra
Peróxido de Hidrógeno	Cáustico a altas concentraciones o bajas prolongado	En contacto con combustibles puede producir fuego	Evitar recipientes frágiles ya que pueden explotar por liberación de Oxígeno. Aislado en lugar oscuro.
Amoníaco	Cáustico para ojos y pulmones. Edema pulmonar	Si, sus vapores	Evitar contacto con metales pesados (reacción violenta)
Benceno	Nocivo por ingestión, inhalación y contacto cutáneo	Muy inflamable a bajas temperaturas	Evitar contacto con oxidantes y temperaturas elevadas
Tetracloruro de Carbono	Dermatitis por contacto	No	Evitar la formación de gases y humo tóxicos por contacto con metales y ácido clorhídrico
Ácido Clorhídrico	Cáustico ocular, respiratorio y dérmico	No	Usar protección respiratoria. No poner en contacto con la piel
Cloroformo	Nocivo por inhalación, contacto o ingestión Órganos Blanco: Riñón, Hígado, SNC	No	Usar bajo campana, guantes nitrilo y protección ocular
Éter Etílico o DiEtil Éter	Irritación Ocular y respiratoria. SNC: mareos y pérdida de conocimiento	Muy Inflamable	Trabajar en áreas ventiladas lejos de puntos de ignición, halógenos y oxidantes. Utilizar guantes de nitrilo. Cuidado con la corriente estática.
Etanol	Irritante ocular. Acción sobre el SNC	Muy Inflamable (12º C)	Mantener bien cerrado, alejado de oxidantes y fuentes de ignición
Etanol Amina o 2- amino etanol	Cáustico para ojos y aparato respiratorio. Irritación cutánea	Si Temperatura de inflamación : 85ºC	Usar con guantes y antiparras, alejado de oxidantes fuertes
Fenol	Sólido cristalino de vapores cáusticos para piel, ojos y vías respiratoria; produce	Inflamable a 80ºC	Evitar contacto directo; usar barreras protectoras; trabajar bajo campana; No exponer a oxidantes. En caso de contacto ocular : lavar con agua y consulta médica.

	quemaduras graves		Contacto dérmico. Quitar ropa y cubrir zona afectada con glicerol o polietilenglicol 300 y enjuagar con agua.
Formol Formaldehído 40%	Irritación grave de epidermis y mucosas Conjuntivitis. Laringitis. Bronquitis. Sensibilidad cutánea	50 º C	Vigorosa reacción con oxidantes Explosivo con nitrometano y cancerígeno con Ác. Clorhídrico (bis-clorometilÉter)
Fosfórico Ácido	Líquido viscoso cáustico	NO pero Produce vapores tóxicos en incendios.	Provoca quemaduras en la piel y mucosas. Ataca metales.
Glutaraldehído	Solución amarillenta de olor acre.	No	Trabajar bajo campana y protección de barrera. Reacciona fuertemente con oxidantes.
Mercurio	Metal pesado, líquido	NO	Inhibidor enzimático. Produce mezclas explosivas con Bromo, amoníacos, azidas. Limpiar con polvo de Zn para formar amalgama
Metanol	Líquido	Muy inflamable	Reacciona violentamente con Bromo, magnesio, cloroformo y oxidantes. Produce ceguera y daño hepático
Nítrico Ácido	Líquido cáustico	Produce quemaduras graves. Desprende vapores tóxicos en incendios	Es muy peligroso ya que reacciona violentamente con numerosos reactivos.
Nitrobenceno	Líquido oleoso amarillento	Combustible a 80º C.	Produce vapores tóxicos de nitrógeno y reacciona violentamente con oxidantes y reductores fuertes. Forma mezclas explosivas con polímeros.
Oxálico Ac.	Cristales incoloros nocivos para mucosas.	Si con desprendimiento de vapores irritantes	Usar protección. No contactar con oxidantes, plata ni mercurio
Perclórico Ác.	Líquido incoloro cáustico. Produce vapores corrosivos.	No es combustible pero favorece la combustión.	Evitar contacto directo. Reacciona con reductores. Capacidad explosiva.
Pícrico Ác.	Cristales amarillos. Tóxico para dermis y mucosas	Explosivo en seco. Humedecer siempre en alcohol.	Forma sales metálicas explosivas
Potasio Hidróxido	Polvo, escamas y barras cáusticas, producen edema pulmonar	No	En caso de contacto, lavar con gua inmediatamente. Retirar ropa humedecida. Usar barreras. Ataca metales y explota con nitrobenceno y ácidos con exotermicidad
Potasio Permanganato	Cristales violetas, cáustico y muy irritante. Oxidante fuerte reacciona con violencia con combustibles	No	Usar prendas protectoras y apartar de las sustancias reactivas
Sodio Hidróxido	Escamas cáusticas e irritantes	En contacto con agua es muy exotérmico pudiendo reaccionar con combustibles	Trabajar con barreras. Reacciona con cloroformo, ácidos fuertes y metanol. En caso de contacto, limpiar evitando el agua. Quitar ropas. Evaluar quemadura.
Sulfúrico Ácido	Líquido viscoso, cáustico y quemante. No agregarle agua	NO. Los vapores pueden reaccionar con combustibles	No contactar con sustancia inflamables y agregar agua NUNCA. Reacciona violentamente con muchas sustancias orgánicas nitradas.

Tolueno	Solvente orgánico Irritante tóxico y depresor del SNC.	Muy inflamable. Los vapores pueden producir incendios instantáneos.	Mantener bien cerrado para evitar vapores. Reacciona con ácidos, álcalis y oxidantes fuertes
Tricloracético, Ác	Cáustico. Provoca quemaduras graves.	No es combustible pero en incendio sus vapores son tóxicos	Reacción violenta con algunos metales y oxidantes
Xileno: Isómeros del Dimetil Benceno	Afecta SNC, dando sintomatología. Tóxico para reproducción y desarrollo	Inflamable a 27ºC	Vitar contacto usando barreras. Puede contener impurezas nocivas.

76

Anexo 7
PRECUACIONES GENERALES EN LABORATORIOS

a) Los laboratorios deberán permanecer cerrados y con acceso restringido a efectos de evitar diseminación o transporte de sustancias peligrosas a otros ámbitos

b) Los laboratorios deberán permanecer ordenados y limpios previo a cada operatividad

c) Todos los operadores e instructores que permanezcan en los laboratorios deberán utilizar guardapolvos, chaquetas, ambos o similares.

d) No estará permitido beber, comer, fumar ni maquillarse en los ámbitos no adecuados para ello

e) Posterior a toda operación se deberán retirar los guantes y proceder al lavado de manos quirúrgico

f) Todo elemento biológico será tratado como portador de amenaza potencial, y en consecuencia riesgoso, evitándose su contacto directo con las manos, ojos, boca-nariz del operador evitando la formación de aerosoles y salpicaduras. El pipeteado será mediante propipetas

g) En los ámbitos de práctica sólo estarán los operadores e instructores, no debiendo permanecer personas sin actividad en el lugar.

h) El personal debe utilizar siempre los materiales de barrera adecuados

i) Siempre que se manipule material biológico será obligatoria la utilización de guantes. En cirugía se recomienda la utilización de guante doble

j) Ante el riesgo de proyección de fluidos biológicos se deberá trabajar con protectores buco-nasales y oculares (Barbijos y antiparras)

k) NO se deberán realizar actividades de distractivas sobre los operadores, a efectos de minimizar el riesgo de accidentes.

l) El personal con heridos o lesiones dérmicas deberán tener absoluta y correctamente cubiertas las mismas

m) Los elementos cortopunzantes deberán disponerse una vez utilizados en descartadores rígidos adecuados, no debiendo ser manipulados en ninguna circunstancias (Reafilado, reenvuelto, reencapuchado, etc.)

n) No se deberá salir del laboratorio con guantes y otros elementos de barrera utilizados

o) Al concluir la tarea, decontaminar mesadas con hipoclorito al 1% y seguir los procedimientos de lavado del material

p) En caso de cualquier hecho accidental proceder estricta e inmediatamente, conforme POES de Accidentes.

Anexo 8
INSTRUCTIVO DE PRECUACIONES GENERALES EN CENTROS QUIRÚRGICOS

a) Todas las cirugías deben ser consideradas potencialmente contaminadas aunque por definición sean limpias la sola presencia de sangre o fluidos biológicos con los cuales se pueden entrar en contacto accidentalmente , son un alto riesgo para todos los agentes de salud.

b) Inmunizaciones: Todos los integrantes del Equipo de Salud deben tener las siguientes vacunas:

    a. Vacuna de la hepatitis B

    b. Vacuna antitetánica

c) Se debe utilizar guantes en todos los procedimientos realizados dentro del Centro Quirúrgico, sea éste de higiene de paciente, de instrumental o Cirugía ya que está probado que el uso de 1 par de guantes protege de contaminación por pinchazos hasta en un 80%. y el uso de 2 pares de guantes, eleva la protección a un 95%, lo que aconseja su uso.

d) Usar barbijo y protección ocular, ante eventuales salpicaduras en mucosas.

e) Usar delantal plástico debajo del camisolín, para evitar contacto con fluidos a través de la ropa.

f) Usar una bandeja intermediaria en todas las cirugías, para el intercambio de material cortopunzante entre los Cirujanos y la Instrumentadora.

g) Todos los materiales punzantes y/o cortantes deben ser descartados en los descartadores colocados en la sala con ese fin.

h) Mantener siempre la división de residuos comunes en bolsa negra y los residuos contaminados en bolsas rojas

i) Los trabajadores que tengan lesiones abiertas de piel, dermatitis o estado de inmuno deficiencia, no deben participar en los procedimientos quirúrgicos sin una adecuada protección.

j) Informar al centro quirúrgico de toda intervención potencialmente contaminada y /o enfermedad Infecto contagiosa.

www.ingramcontent.com/pod-product-compliance
Lightning Source LLC
Chambersburg PA
CBHW072150230526
45467CB00042B/1614